Der Schwangerschaftskompass
Hebammenwissen für Schwangerschaft,
Geburt und die ersten Tage mit dem Baby

Jana Götze

W0055260

NAEL Verlag

Jana Götze

Der
Schwangerschafts
kompass

*Hebammenwissen für Schwangerschaft,
Geburt und die ersten Tage mit dem Baby*

NAEL Verlag

Impressum

Deutschsprachige Erstausgabe 2021
Copyright © 2021 Yasin Karakis
Alle Rechte vorbehalten
Nachdruck, auch auszugsweise, nicht gestattet
Das Werk, einschließlich seiner Teile, ist urheberrechtlich geschützt. Jede
Verwertung ist ohne Zustimmung des Verlages und des Autors unzulässig.
Dies gilt insbesondere für die elektronische oder sonstige Vervielfältigung,
Übersetzung, Verbreitung und öffentliche Zugänglichmachung.

Bibliografische Information der Deutschen Nationalbibliothek: Die Deutsche
Nationalbibliothek verzeichnet diese Publikation in der Deutschen Nationalbibliografie;
detaillierte bibliografische Daten sind im Internet über http://dnb.dnb.de abrufbar.

Autorin : Jana Götze
Vertreten durch : Yasin Karakis
Garkenburgstr. 6, 30519 Hannover

Covergestaltung und Satz: Wolkenart - Marie-Katharina Becker,
www.wolkenart.com
Lektorat: Iris Pilzer
Korrektorat: Iris Pilzer

Herstellung und Verlag: Nael Verlag
1. Auflage

Inhaltsverzeichnis

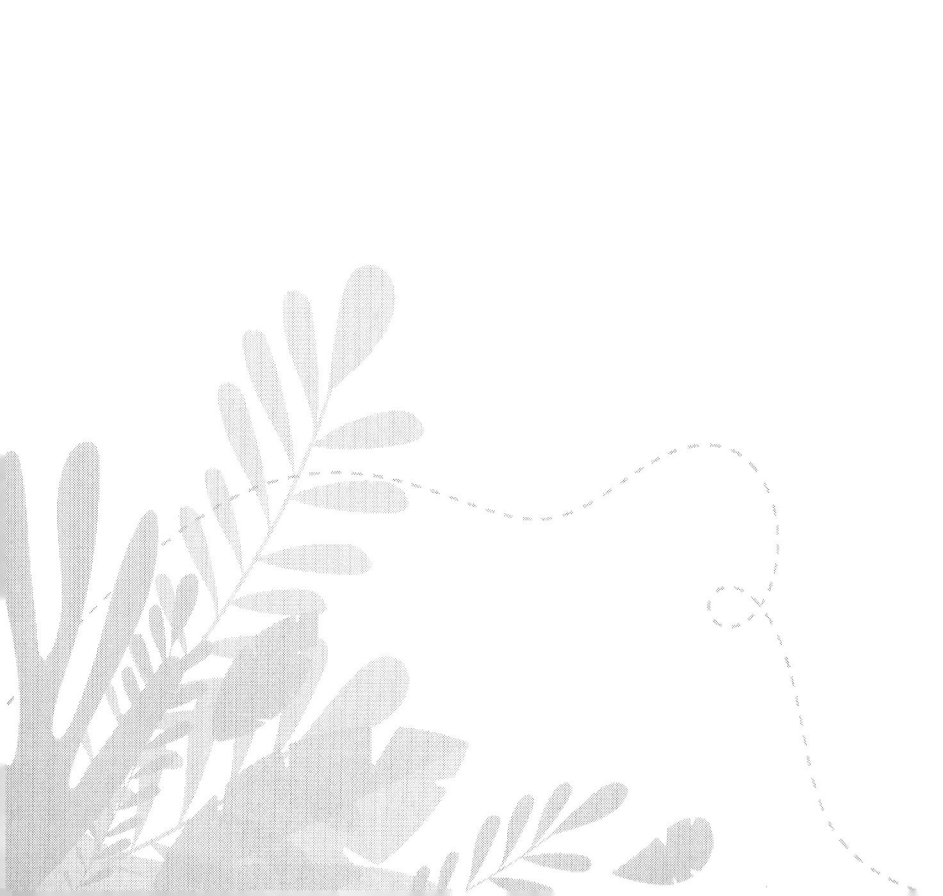

Liebe zukünftige Mutter,

schön, dass Sie sich dafür entschieden haben, mit diesem Ratgeber Ihr Wissen und Ihre persönlichen Kompetenzen zu erweitern und zu festigen. Ihnen steht eine wunderbare Reise bevor, auf der Sie mit den gesammelten Erfahrungen und dem damit verbundenen Wissensschatz von zahlreichen Hebammen sicher durch die Schwangerschaft begleitet werden. Hier und da werden wir gängige Mythen rund um die Schwangerschaft beleuchten und auf ihren Wahrheitsgehalt überprüft. Praktische Tipps und Übungen werden Ihren Alltag erleichtern – vom aufkommenden Kinderwunsch über die Schwangerschaftsmonate und die Geburt bis hin zum Wochenbett. Wie Sie und Ihr Partner es schaffen, sich im Gefühlskarussell noch verbundener zu fühlen, und wie ein Mann sich von Anfang an aktiv einbringen kann, erfahren Sie auf den folgenden Seiten.

Dieser Ratgeber ist mit vielen wertvollen Lösungsideen gespickt, mit denen Sie ganz sicher die vielen kleinen Hürden und Herausforderungen, die Ihr neuer Lebensabschnitt mit sich bringt, mit Bravour meistern werden. Sie werden einen Weg kennenlernen, der Ihnen zeigt, wie Sie entspannt durch die aufregenden Schwangerschaftsmonate kommen. Für jeden Monat erhalten Sie hilfreiche Hinweisen und wissenschaftlich bestätigte Informationen. Dieser Ratgeber berät Sie über die verschiedenen Geburtspraktiken und klärt Sie darüber auf, wer Ihnen bei der Geburtsarbeit zur Seite stehen kann. Außerdem erfahren Sie, wie Sie das Wochenbett und die erste Zeit mit Ihrem Kind entspannt genießen können.

Nachdem die beiden berühmten blauen Striche auf dem Teststreifen zu erkennen sind, kommen bei vielen Frauen Fragen auf. Diese werden auf den folgenden Seiten aufgenommen und mit hilfreichen Lösungsideen beantwortet. Da eine Schwangerschaft nicht nur für einen, sondern mindestens für zwei Menschen einen neuen Lebensabschnitt einläutet, wird immer wieder mit kleinen Tipps für den werdenden Vater gearbeitet.

Selbstverständlich ist dieser Ratgeber nicht nur für werdende Mütter, sondern für jeden geschrieben, der sich mit den Themen Schwangerschaft und Geburt beschäftigt und durch die gesammelte Hebammenweisheiten sein Wissen erweitern möchte. Auch ist das Buch für alle Familien verfasst, egal, wie sie sich im Einzelnen zusammensetzen. Aus Gründen der leichteren Lesbarkeit wird von der werdenden Mutter und entsprechend dem werdenden Vater oder Partner gesprochen.

Das Ziel dieses Ratgebers ist es, Ihnen eine ganzheitliche Unterstützung zu bieten, damit Sie diese besondere Zeit in vollen Zügen genießen können – auch wenn Sie sich an manchen Tagen nicht danach fühlen. Wie Sie trotz Stimmungsschwankungen und neuem Hormonhaushalt das Karussell der Gefühle glücklich verlassen und jede Veränderung an Ihrem Körper lieben lernen können, wird Ihnen in diesem Ratgeber verraten.

Ein Hauptanliegen ist es, dass Sie eine glückliche Schwangerschaft erleben, die von einer entspannten Geburt gekrönt wird, die Sie zu einer ausgeglichenen, in sich ruhenden und selbstbewussten Mutter macht. Sie erfahren zudem, wie Sie mit besonderen Geburtssituationen gelassen umgehen und was Sie in der Geburtsarbeit erwarten und verlangen können.

Ich wünsche Ihnen von Herzen eine schöne und entspannte Schwangerschaft, bei der Sie die Regie übernehmen und die Sie nicht „nur" als Patientin erleben müssen.

Kapitel 1 –
Vor der Schwangerschaft

Der Kinderwunsch erwacht

„Tick, tack, tick, tack." Manchmal kommt er ganz plötzlich, manchmal ist er schon seit Monaten oder Jahren ein fester Begleiter: Der Wunsch nach einem eigenen Kind.

Viele Frauen spüren ihre „Innere Uhr" immer lauter ticken, und in jeder Paarbeziehung kommt früher oder später das Thema Nachwuchs auf. Die einen planen lange und exakt, wann der richtige Zeitpunkt gekommen ist, wieder andere lassen den Zufall entscheiden.

Egal, für welchen Weg Sie sich entscheiden, wichtig ist: Es muss sich für Sie und Ihren Partner richtig anfühlen!

Lernen Sie Ihren Zyklus kennen und erhöhen Sie die Chance, schwanger zu werden.

Rein biologisch betrachtet müssen, damit sich der Kinderwunsch erfüllt, Samen und Eizelle miteinander verschmelzen. Das kann nur dann passieren, wenn Sie an Ihren fruchtbaren Tagen mit Ihrem Partner intim werden.

Lernen Sie Ihren Zyklus kennen, um zu erfahren, an welchen Tagen die Erfolgschancen am höchsten sind. Beobachten Sie Ihre Periode. Für eine genauere Bestimmung messen Sie zusätzlich Ihre Basaltemperatur. Auch Ihre Stimmung kann Ihnen Aufschluss darüber geben, in welcher Phase Ihres Zyklus Sie sich befinden. Ein Zyklustagebuch oder eine entsprechende App, die Ihnen anzeigt, wann Ihr Körper bereit für das Wunder des Lebens ist, kann zusätzlich helfen.

Im Normalfall ist der weibliche Körper an maximal sechs Tagen im Monat bereit für die Verschmelzung mit einer geeigneten Samenzelle. Das Fruchtbarkeitsfenster, in dem die Eizelle befruchtet werden kann, öffnet sich 12 bis 24 Stunden lang, danach fängt der komplette Zyklus wieder von vorne an. Manchmal braucht es mehrere Anläufe – lassen Sie sich nicht entmutigen, wenn es nicht beim ersten Mal funktioniert.

Basaltemperatur messen

Damit Sie für die Messung Ihrer Basaltemperatur die korrekten Werte erhalten, ist es am besten, wenn Sie Ihre Temperatur gleich morgens vor dem Aufstehen im Bett überprüfen. Gemessen wird immer an derselben Stelle, egal, ob Sie sich für eine orale, rektale oder vaginale Messung entscheiden.

Haben Sie weniger als vier Stunden geschlafen oder sind Sie krank, können die Werte verfälscht werden. Notieren Sie trotzdem Ihre Temperatur mit einem entsprechenden Vermerk.

Bei längerer Beobachtung wird Ihnen auffallen, dass sich Ihr Zyklus in zwei Temperaturphasen aufteilt: Eine niedrige am Anfang Ihres Zyklus, in der der Eisprung erfolgt, und eine höhere an unfruchtbaren Tagen. Die fruchtbarste Zeit liegt vor und kurz nach dem Eisprung.

Das beste Alter, um auf natürlichem Weg schwanger zu werden

Die Natur hat es so eingerichtet, dass Frauen zwischen 20 und 30 Jahren am einfachsten schwanger werden können. Nach dem 30. Geburtstag sinkt die Fruchtbarkeit bei Frauen langsam ab, und es kann etwas länger dauern, bis Sie ein positives Testergebnis in den Händen halten. Die Zeugungsfähigkeit der Männer sinkt erst nach dem 40. Geburtstag langsam ab. Sollte es auch nach längerem Versuchen nicht funktionieren, sollten körperliche Indikatoren bei Frau und Mann abgecheckt werden.

Wenn der Kinderwunsch erst etwas später erwacht

Die Strukturen der Gesellschaft fordern von Frauen nicht selten, sich zwischen Kind und Karriere zu entscheiden. Auch, wenn viele Firmen bei der Vereinbarkeit von Familie und Beruf Fortschritte gemacht haben, ist es für die Mutter immer ein kurzes Ausscheiden aus dem beruflichen Alltag hinein in die Mutterschaft. Einigen Frauen ist es wichtig, erst ein finanzielles Polster aufzubauen, bevor sie sich an die Kinderplanung machen, oder ihnen fehlt vorher schlichtweg der richtige Partner.

Als Spätgebärende gelten Frauen, die älter als 35 Jahre sind und ihr erstes Kind erwarten. Beim zweiten Kind ist die Altersgrenze bei 40 Jahren angesetzt. Doch was bedeutet das für die werdende Mutter? Die Schwangerschaft wird automatisch als Risikoschwangerschaft eingestuft, und ihr werden zahlreiche Zusatzuntersuchungen nahegelegt. Dabei kann eine gesunde Frau, die sich etwas später für ein Kind entscheidet, eine genauso entspannte und gesunde Schwangerschaft erleben wie eine jüngere. Oft haben Frauen in diesem Alter einen umsichtigeren Umgang mit ihrem Körper und stehen mit beiden Beinen fest im Leben.

Gehören Sie zu den Frauen, die sich für eine späte Schwangerschaft entschieden haben, dann lassen Sie sich nicht verunsichern und hören Sie auf Ihren Körper. Er zeigt Ihnen, wenn etwas mit Ihnen oder Ihrem Kind nicht stimmt. Immer wieder erscheinen Studien, die belegen, dass die Kaiserschnittrate bei älteren Frauen höher ist. Ob diese Kaiserschnitte medizinisch tatsächlich notwendig waren oder der Tatsache geschuldet sind, dass eine Spätgebärende automatisch als Risikoschwangere eingestuft wird, geht aus ihnen nicht hervor.

Vielleicht haben Sie auch gehört, dass die Gefahr steigt, ein Kind zu gebären, das geistig oder körperlich eingeschränkt ist, wenn die Mütter eine bestimmte Altersmarke erreicht haben, und Sie sorgen sich um die Gesundheit Ihres ungeborenen Kindes. Betrachten Sie zur Beruhigung einmal die folgenden Zahlen: Bei Müttern über 40 liegt die Wahrscheinlichkeit, ein Kind mit Trisomie 21 zu bekommen, bei gerade einmal einem Prozent – bei über 35-Jährigen bei 0,25 Prozent.

Wenn Sie das ausdrücklich wünschen und es zu Ihrer Gelassenheit beiträgt, können Sie zusätzliche Vorsorgeuntersuchungen in Anspruch nehmen.

Mit der richtigen Ernährung die Fruchtbarkeit erhöhen

Eine vitaminreiche, ausgewogene Ernährung ist beim Kinderwunsch nicht außer Acht zu lassen, da nur in einem gesunden und kräftigen Körper ein gesundes und kräftiges Baby reifen kann. Dabei ist es wichtig, dass sowohl die Frau als auch der Mann viel Obst, frisches Gemüse, Vollkornprodukte und Nüsse zu sich nehmen. Außerdem ist es ratsam, dass zukünftige Eltern auf Nikotin, Alkohol und natürlich auf Drogen jeder Art verzichten.

Folsäure als Schwangerschaftsbeschleuniger

Folsäure ist essenziell für die Zellteilung und das Wachstum der Zellen und wird daher im Volksmund als Schwangerschaftsvitamin bezeichnet.

Es ist in Gemüsesorten wie Tomaten, Brokkoli, Spinat und Hülsenfrüchten enthalten. Eine vermehrte Aufnahme von Folsäure kann eine Schwangerschaft begünstigen.

Sport hilft, die Fruchtbarkeit zu erhöhen

Sowohl Über- als auch Untergewicht können einer erfolgreichen Befruchtung im Weg stehen. Aber auch Frauen mit einem idealen Körpergewicht warten manchmal vergebens auf ein positives Ergebnis beim Schwangerschaftstest. Probieren Sie in dem Fall, Ihre körperliche Fitness zu steigern, indem Sie zum Beispiel statt dem Fahrstuhl die Treppen nehmen. Oder probieren Sie, jeden Tag einen ausgedehnten Spaziergang zu machen. Auch mit dem Fahrrad zur Arbeit oder zum Einkaufen zu fahren anstatt mit dem Auto, können Ihr Fitnesslevel steigern und Ihrem Körper somit helfen, seine Fruchtbarkeit zu erhöhen. Manchmal sind es nur kleine Veränderungen, die dem Kinderwunsch auf die Sprünge helfen können. Zudem wirken die kleinen Sporteinheiten Stress entgegen. Auch ein zu hohes Stresslevel kann verhindern, dass sich eine befruchtete Eizelle in der Gebärmutter einnistet.

Tipps, um auf natürlichem Weg schwanger zu werden:

- Lernen Sie Ihren Zyklus kennen und messen Sie regelmäßig Ihre Basaltemperatur.
- Ernähren Sie sich gesund und ausgewogen und achten Sie auf folsäurehaltige Lebensmittel.
- Machen Sie jeden Tag ein paar moderate Sportübungen.
- Alkohol, Nikotin und Drogen jeglicher Art sollten tabu sein.
- Senken Sie Ihren Stress und setzen Sie sich auf keinen Fall unter Druck.

Kapitel 2 –
Beginn der Schwangerschaft

Einsteigen bitte: Das Gefühlskarussell beginnt sich zu drehen

Sie halten den positiven Test in den Händen und die Fahrt beginnt. Überschäumende Freude und Momente der Angst, tiefes Glück und zarte Zweifel – bei kaum einer Frau überwiegt nur eine Seite der Gefühle, sondern für einen kurzen Augenblick wirbeln alle wild durcheinander und brauchen eine Weile, um sich wieder an ihre Plätze zu begeben. Dabei ist es egal, ob die Schwangerschaft bereits lange geplant war oder als ungeplantes Ereignis in das Leben der zukünftigen Mutter tritt. Das ist ganz normal und wird in den meisten Fällen von freudiger Erwartung abgelöst. Freudig auf diesen neuen Menschen, der da in Ihnen heranwächst. Ihr Kind, ein Teil von Ihnen und ein kleines Wunder.

Das Geheimnis teilen

Und nun? Wem wollen Sie als erstes die frohe Kunde mitteilen? Folgen Sie Ihrem ersten Impuls und überlegen Sie bei allen übrigen Freunden, Bekannten und Nachbarn ganz in Ruhe, wer es wann erfahren soll – oder eben auch nicht. Es ist Ihre Schwangerschaft, und Sie allein bestimmen die Regeln.

Sie wollen aber nicht einfach den positiven Schwangerschaftstest auf dem Nachttisch platzieren, sondern möchten Ihrer großen Freude auf einem ganz originellen Weg Ausdruck verleihen? Kein Problem, hier kommen ein paar kreative Ideen, um Ihrem Partner, Ihren Freunden und der Familie von Ihrer Schwangerschaft zu berichten.

Um Ihren Partner mit der frohen Botschaft zu überraschen, können Sie ihm ein besonderes Geschenk überreichen. Packen Sie einen Apfelkern, eine Murmel oder eine Praline in eine dekorative Schachtel und legen Sie einen Zettel hinein, auf dem steht: „So groß ist unser kleines Wunder schon!" Um die Spannung zu steigern, können Sie die Geschenkschachtel in einem größeren Paket mit ordentlich viel Füllmaterial verstecken. Alternativ können Sie auf Ihren Bauch ein Herz malen und ein Foto davon machen, das Sie entweder ausdrucken oder Ihrem Partner in einer Nachricht mit Foto schicken, die zum Beispiel den Untertitel trägt: „Unsere Liebe trägt Früchte!"

Um der Familie die frohe Botschaft über den Familienzuwachs zu verkünden, bietet sich ein Tee- oder Kaffeekränzchen an. Schreiben Sie vorher mit einem wasserfesten Marker auf den Tassenboden: „Du wirst Oma/Opa/Tante/Onkel!" Darauf genießen Sie in Ruhe Ihren Tee, bis die ersten aus Ihrer Familie aufspringen und Sie beglückwünschen.

Die besten Freundinnen können sie durch ein Bild von Ihnen mit gestelltem Schwangerschaftsbauch überraschen: Stecken Sie ein Kissen oder einen Luftballon unter Ihre Kleidung und schicken Sie eine Nachricht, die wie folgt klingen könnte: „Mädels, wir haben einen neuen Grund zum Shoppen!"

Ihrer Kreativität sind natürlich keine Grenzen gesetzt – auch ein paar winzig kleine Baby-Sneaker im Flur neben Ihren oder ein Babymützchen, dass Sie verpackt übergeben, sprechen für sich und werden Ihr überraschtes Gegenüber zu Freudentränen rühren.

Veränderungen am Arbeitsplatz

Sinnvoll ist es, dass Sie Ihren Arbeitgeber frühzeitig über Ihre Schwangerschaft informieren, damit er Ihnen die Pausen gewähren kann, die Sie brauchen und die Ihnen als werdende Mutter gesetzlich zustehen.

Ihr Arbeitsplatz muss entsprechend umgestaltet werden: Stehen Sie zum Beispiel überwiegend an Ihrem Arbeitsplatz, so muss der Arbeitgeber künftig eine Sitzgelegenheit für Sie aufstellen. Andersrum müssen Sie bei einer vorwiegend sitzenden Tätigkeit, immer wieder die Möglichkeit haben, "Stehpausen" einzulegen. Diese und andere Bestimmungen sind im Mutterschutzgesetz festgehalten und können Ihnen helfen, bei Unstimmigkeiten mit dem Arbeitgeber zu Ihrem Recht zu kommen.

Leider müssen schwangere Frauen immer wieder den Rechtsweg gehen, weil Ihnen immer wieder zu Ohren kommt: „Eine Schwangerschaft ist keine Krankheit, wir verändern hier nichts für eine so kurze Zeit." Das eine werdende Mutter keine Kranke ist, ist auch durchaus richtig, und viele werdende Mütter durchleben sehr aktive Phasen, in denen sie sich besonders belastbar fühlen. Trotzdem gelten für Schwangere nicht ohne Grund besondere Schutzmaßnahmen. Was von Außenstehenden oft vergessen oder nicht gesehen wird, ist, dass der weibliche Körper von Anfang an auf Hochtouren arbeitet, um das heranwachsende Baby mit allem zu versorgen, was es braucht. Daher braucht jede Schwangere regelmäßige Pausen, um sich und ihren Körper zu regenerieren – und nicht erst dann, wenn sie sich völlig erschöpft fühlt.

Beschäftigungsverbot gemäß Mutterschutzgesetz

Das Mutterschutzgesetz (kurz: MuSchG) soll die Gesundheit der werdenden Mutter und ihres Kind im Mutterleib so gut es geht schützen. Schwangere Frauen sollen vor Überlastung am Arbeitsplatz geschützt und vor möglichen Gefahrenquellen bewahrt werden. Gleichzeitig soll die Schwangere finanziell abgesichert sein und keine Sorge darum haben, dass sie ihren Arbeitsplatz verlieren könnte.

Das Mutterschutzgesetz ist für alle schwangere Frauen gültig, die in einem Arbeitsverhältnis stehen. Dabei spielt die Form der Anstellung keine Rolle: Es gilt gleichermaßen für Vollzeit- und Teilzeitbeschäftigte, Auszubildende mit Vertrag, Hausangestellte oder Frauen, die zuhause arbeiten. Ebenso haben geringfügig Beschäftigte und Schwangere, die sich in einem befristeten Arbeitsverhältnis oder in der Probezeit befinden, einen gesetzlichen Anspruch auf entsprechende Schutzmaßnahmen. Seit 2018 gilt das Mutterschutzgesetz endlich auch für Schülerinnen und Praktikantinnen.

Ausgenommen von den Regelungen sind Selbstständige und Freiberuflerinnen sowie Hausfrauen. Für Beamtinnen, Richterinnen und Soldatinnen, die ein Baby erwarten, gelten besondere Regeln des Beamtenrechts. Sobald Ihr Arbeitgeber in Kenntnis gesetzt wurde, dass Sie schwanger sind, greift das Mutterschutzgesetz. Weihen Sie Ihren Chef daher frühzeitig in Ihre Schwangerschaft ein, damit Ihnen und Ihrem ungeborenen Kind keine Nachteile entstehen. Scheuen Sie sich nicht vor diesem Schritt! Eine Schwangerschaft ist etwas Wunderbares, und es ist wichtig, dass eventuellen Risiken auf ein Minimum reduziert werden. Nach der Elternzeit können Sie ja wieder voll durchstarten und Sie haben kein schlechtes Gewissen Ihren Kollegen oder Kolleginnen gegenüber. Ihr Körper und Sie werden in den nächsten Wochen und Monaten auf

Hochtouren arbeiten, da ist es nur verständlich, dass Sie am Arbeitsplatz ein wenig kürzertreten.

Im Einzelnen regelt das Mutterschutzgesetz:

- Verbot der Nacht und Sonntagsarbeit, egal, in welcher Branche die Schwangere arbeitet.
- Von Beginn der Schwangerschaft bis vier Monate nach der Geburt ist die werdende Mutter vor einer Kündigung geschützt.
- Auch im Mutterschutz hat die Arbeitnehmerin einen Anspruch auf ihre Urlaubstage. Der Urlaubsanspruch darf nicht gekürzt werden, auch wenn die Frau wegen einem Beschäftigungsverbot nicht arbeiten kann.
- Der Arbeitgeber muss den Arbeitsplatz so gestalten, dass der Frau in der Schwangerschaft und Stillzeit keine Nachteile entstehen, und sie entsprechend beschäftigen.
- Generelle Beschäftigungsverbote gelten für Akkord-, Fließband-, Mehr-, Sonntags- oder Nachtarbeit. Darüber hinaus kann die Frauenärztin die Schwangere von der Arbeit freistellen, wenn das die Umstände erfordern.

Eltern werden: Von Anfang gemeinsam durch Hoch und Tief

Eine Schwangerschaft ist eine aufregende Zeit, die von Stimmungsschwankungen, Sorgen und Freude gleichermaßen gekennzeichnet ist. Nehmen Sie sich ausreichend Zeit, Sorgen und Ängste mit Ihrem Partner zu besprechen, und richten Sie sich als werdende Eltern ein festes, regelmäßiges Zeitfenster für intensive Gespräche ein. Das kann ein fester

Abend im Monat, eine bestimmte Zeit am Tag oder in der Woche sein, zu der die zukünftigen Eltern zusammenkommen und über alle Themen sprechen, die sie im Moment beschäftigen.

Ein ganzheitlich zufriedenstellendes Ereignis für Körper und Geist ist es, wenn Sie das Gespräch nach draußen in die Natur verlegen. Hier finden Sie genügend ruhige Ecken, in denen Sie offen alles ansprechen können, und die Natur um Sie herumbewirkt, dass sich Ihr Körper entspannen kann. Nehmen Sie sich Zeit, an diesem Ort anzukommen, und kommen Sie auch mental bei Ihrem Partner an. Schalten Sie Ihr Handy ab und schenken Sie Ihrem Gesprächspartner Ihre volle Aufmerksamkeit. Sie müssen bei dem Gespräch keineswegs an einem Ort verweilen, sondern können die Dynamik des Gehens nutzen. Sie werden sehen, das bewirkt Wunder.

Vor allem im hektischen Familienalltag fehlt für tiefe Gespräche oft einfach die Zeit. Es ist wichtig, sich diese bewusst zu nehmen und dafür Raum zu schaffen. Diese Elterngesprächszeit sollten Sie nach Ihrer Schwangerschaft beibehalten und Ihren Gefühlen und Gedanken auch nach der Geburt genug Platz einräumen. Selbst wenn in den ersten Wochen die Welt Kopf steht, haben Sie sich gemeinsam als Elternpaar einen Ort geschaffen, der nur für Sie ist, und zu dem Sie das Baby am Anfang sogar mitnehmen können.

Das Beste kommt bekanntlich zum Schluss

Schließen Sie Ihre Gespräche immer mit Dingen ab, die positiv besetzt sind. Das kann eine gespürte Bewegung sein, das erste Lächeln Ihres Kindes oder etwa, was Sie an Ihrem Partner besonders schätzen. Denken Sie daran: Es ist ein buntes Potpourri aus schönen kleinen und großen Momenten, die das Leben mit Glück erfüllen. So stärken Sie Ihren Zusammenhalt und Ihre Paarbeziehung, wissen gleichzeitig über die Ängste und Sorgen Ihres Partners Bescheid und können zudem Ihre eigenen Gedanken loswerden. Gemeinsam werden Sie vermutlich leichter ein positives Mindset entwickeln können, um sich für den herausfordernden Alltag mit den wichtigen Grundpfeilern einer entspannten Elternschaft rüsten: Geduld, Gelassenheit, Fürsorglichkeit, Einfühlungsvermögen, Zärtlichkeit, Offenheit und Nähe.

Stress in der Schwangerschaft und die Folgen für das Kind

Jedes Gefühl, dass Sie als schwangere Frau erleben, teilen Sie mit Ihrem ungeborenen Baby im Mutterleib. An der Berliner Charité wurde untersucht, welche Folgen negative Gefühle und Stress im späteren Leben Ihres Kindes haben können.

Bereits in Ihrem Bauch wird die körperliche und psychische Gesundheit Ihres Kindes beeinflusst. Körperliche und psychische Erkrankungen wie Herz-Kreislauf-Erkrankungen, Diabetes, kognitive Beeinträchtigungen oder Depressionen und Angststörungen können als Spätfolge daraus resultieren, wenn das ungeborene Kind durch starke psychische Belastungen der werdenden Mutter einem hohen Stresspegel ausgesetzt ist.

Probieren Sie daher, alle Konflikte, die Sie mit Ihrem Partner oder anderen nahestehenden Personen in der Schwangerschaft haben, so ruhig und friedlich wie möglich zu regeln. Bedienen Sie sich an Entspannungstechniken und machen Sie einen Spaziergang im Wald, um zu entspannen, und versuchen Sie, mit Stress so ruhig wie möglich umzugehen. Fragen Sie sich auch immer, ob diese oder jene Sache den Ärger wirklich wert ist oder ob es morgen vielleicht nicht mehr so wichtig erscheint.

Es muss aber nicht immer ein Streit mit dem Partner sein, der das Stresslevel nach oben schießen lässt: Ängste über den Arbeitsplatz, finanzielle Sorgen, schlechte Arbeitsbedingungen und der Streit mit Kollegen oder Freunden oder gar der Verlust eines lieben Menschen können die werdende Mutter psychisch belasten.

Ob Ihr Kind viel Stress in der Schwangerschaft erlebt, kommt auch ganz stark darauf an, wie Sie persönlich mit Stress umgehen. Auch spielt es eine entscheidende Rolle, wie gut Sie sich von Ihrem Partner, Familie, Freunden und Kollegen unterstützt fühlen. Zudem hilft es, öfter am Tag an etwas Schönes zu denken: das erste Lächeln Ihres Kindes, etwas, das Sie an Ihrem Partner besonders lieben oder alles andere, was Sie zum Lächeln bringt. Machen Sie dazu noch regelmäßig Ruhepausen und entspannen Sie sich aktiv, kann Ihr Körper mit dem Stress besser umgehen. Er schüttet dann weniger Stresshormone aus, und Ihr Kind wird von einem sogenannten gesunden Stress keinen bleibenden Schaden nehmen. Fühlen Sie, dass Sie es trotz größter Bemühungen nicht schaffen, Ihren Stresspegel zu minimieren, bedeutet das nicht automatisch, dass Ihr Kind krank sein wird oder Sie gar eine schlechte Mutter sind. Eine Schwangerschaft ist eine große Herausforderung, und selbst Frauen, die vorher mit beiden Beinen fest im Leben standen, können der Hormoncocktail und der neue Lebensabschnitt den Boden unter den Füßen für einen Moment wegziehen. Das ist nichts, wofür sich eine Frau schämen muss, und sie ist damit auch nicht allein. Es gibt mittlerweile viele Anlaufstellen, die werdenden Müttern verschiedenste Hilfsangebote anbieten. Dort wird einer schwangeren Frau genau dort geholfen, wo sie etwas in ihrer Lebenssituation belastet. Das kann finanzielle Unterstützung sein oder Hilfen bei partnerschaftlichen Konflikten.

Routineuntersuchungen können Stress verursachen

Vielleicht haben Sie schon einmal gehört, dass eine Ultraschalluntersuchung für Ihr ungeborenes Kind Stress bedeutet. Studien darüber beziehen sich nicht selten auf technische Geräte, die heute kaum noch in den Arztpraxen verwendet werden. Trotzdem sollten Sie sich fragen, ob regelmäßiges Beschallen Ihres Bauches wirklich sinnvoll ist.

Einerseits impliziert die Untersuchung von außen, dass eine werdende Mutter nicht spüren kann, wenn mit ihrem Baby im Mutterleid etwas nicht stimmt. Andererseits wird es gerne genutzt, um mit dem Bauchbewohner in Kontakt zu treten.

Dabei gibt es so viele andere Möglichkeiten, mit Ihrem ungeborenen Baby in Verbindung zu treten, als über einen Monitor. Sie spüren Ihr Kind in Ihrem Bauch, Sie können mit ihm sprechen und es von außen berühren, ohne dass Ihnen bei einer Untersuchung gesagt wird, Ihr Kind sei 2 mm „zu klein" oder es hat einen besonders großen Kopf. Viele Frauen werden durch solche Aussagen verunsichert, selbst wenn die behandelnde Frauenärztin versichert, dass dies kein Problem darstellt. Denn kaum ein Baby entspricht haargenau der Normtabelle, die ohnehin nur der Orientierung dient.

So kommt es nicht selten vor, dass Frauen, die eine durchweg gesunde Schwangerschaft durchleben, plötzlich verunsichert sind und vielleicht Angst bekommen. Damit ist weder Ihnen noch Ihrem Kind geholfen, denn Ihr Stress wirkt sich, wie wir im vorherigen Kapitel gelernt haben, auch auf Ihr Baby im Mutterleib aus.

Das soll nicht bedeuten, dass alle Ultraschalluntersuchung per se schlecht oder unnötig sind. Vielmehr soll es dazu anregen, zu überlegen, welche Untersuchung sinnvoll ist und was Ihnen persönlich das Ergebnis dieser Untersuchung nutzt.

Es ist verständlich, dass viele Eltern zum Beispiel wissen möchten, ob Ihr Kind eventuelle Behinderungen hat. Doch was machen sie mit der Information? Die meisten geraten in ein seelisches Dilemma, und viele entscheiden sich für Ihr Kind, egal, welche Einschränkungen es hat.

Zudem fühlen sich viele Frauen bei den Vorsorgeuntersuchungen, in denen Eisenwerte und Blutdruck überprüft werden, als Patientin und somit nicht als starke, selbstbestimmte Frau, sondern als jemand, der nicht zum eigenverantwortlichen Handeln fähig ist.

Wichtig ist, dass Sie lernen, sich und Ihrem Körper zu vertrauen und nur die Untersuchungen durchführen lassen, die Sie persönlich für sinnvoll halten. Das kann jede einzelne sein, wenn es Ihnen wirklich das Gefühl von Sicherheit gibt, die sie brauchen – oder eben nur ausgewählte. Natürlich ist eine niedergelassene Frauenärztin daran interessiert, alle empfohlenen Untersuchungstermine wahrzunehmen, die sich wie folgt aufteilen:

- bis zur 24. SSW: alle 4 Wochen
- ab der 28. SSW: alle 3 Wochen
- ab der 34. SSW: alle 2 Wochen
- ab der 41. SSW: jeden 2. Tag

Möchten Sie auf bestimmte Untersuchungen verzichten, zeigt Ihnen Ihre Hebamme gerne, wie Sie Ihr Kind ertasten und mit ihm in Kontakt treten können, ohne es über einen Bildschirm zu betrachten. Vergessen Sie nie: Es ist Ihr Körper und Ihre Schwangerschaft, und nur Sie entscheiden, was sich gut anfühlt.

Impfungen in der Schwangerschaft

Nicht alle Impfstoffe können in der Schwangerschaft bedenkenlos verabreicht werden. Machen Sie daher am besten schon bei einem bestehenden Kinderwunsch einen Check-Up-Termin bei Ihrem Hausarzt und lassen Sie sich gegebenenfalls gegen Masern, Mumps, Röteln und Windpocken impfen.

Einige Impfstoffe wie die Grippeschutzimpfung oder Impfstoffe gegen Hepatitis und Keuchhusten werden vom Robert-Koch-Institut ausdrücklich für werdende Mütter empfohlen.

Sorgen und Fragen einer Schwangeren

Frauen erleben während der Schwangerschaft nicht nur eine körperliche Veränderung, auch ihre Gedanken und Sorgen verändern sich. Manche werden intensiver, manches, was wichtig war, rückt plötzlich in den Hintergrund. Was einer werdenden Mutter Kummer macht, ist individuell und hängt von vielen persönlichen Faktoren wie Lebenserfahrung, Partnerschaft, Karriere(wünsche) oder auch Vorerkrankungen ab. Eine alleinerziehende Mutter sorgt sich vielleicht um die finanzielle Sicherheit, während eine andere Mutter Angst um ihre Freiheiten oder die Paarbeziehung hat.

Seien Sie beruhigt: Sie sind mit Ihren Schreckensmonstern nicht allein und finden in jeder Lebenslage Hilfsangebote oder Unterstützung, wenn Sie danach fragen. Ein paar gängige Sorgen können wir vielleicht schon auf den nächsten Seiten aus der Welt schaffen.

Wie wird sich mein jetziges Leben verändern? Wie verändert sich meine Freizeit, und wird es die überhaupt noch geben?

Werdende Paare fragen sich oft, wie sie es schaffen können, in ihr jetziges

Leben ein Kind „hineinzubasteln", damit alles bleibt, wie es war. Diesen Wunsch, dass alles bleibt, wie es war, sollten Sie, so hart es erstmal klingt, von Ihrer Liste streichen. Ihr Leben wird sich verändern, jedoch ohne dass diese Veränderung etwas Schlechtes bedeutet.

Ganz im Gegenteil! Ihre alten Lebensgewohnheiten werden durch neue ergänzt, und natürlich können Sie Ihre Hobbys und nach der Elternzeit auch Ihren Beruf trotz Kind nach wie vor ausüben. Auch Ausbildungen und Studiengänge können pausiert und nach der Elternzeit wieder aufgenommen werden. Nach einiger Zeit wird es sich ganz normal anfühlen, entweder das Kind mitzunehmen oder eine liebevolle Betreuungsperson zu finden, die Ihnen genügend Zeit als Paar und freie Momente für sich garantieren.

Damit müssen Sie nicht warten, bis das Kind ein bestimmtes Alter erreicht hat. Schon Babys mit wenigen Wochen können für eine kurze Zeit von der Oma, dem Onkel oder der besten Freundin betreut werden. Auch hier gilt: Alles kann, nichts muss. Einige Eltern empfinden gerade die ersten Wochen mit einem Baby als so magisch, dass ausschweifende Restaurantbesuche, Kinoabende mit der besten Freundin oder erlebnisreiche Nachmittage noch eine Weile warten können.

Wie wird das finanziell? Mit welchen Kosten müssen wir rechnen?

Diese sehr häufige Frage ist im Einzelnen sehr individuell zu beantworten. Einige Eltern werden von Freunden, Bekannten oder Nachbarn so reich mit gebrauchten Kleidungsstücken und Gebrauchsgegenständen beschenkt, dass sie fast nichts neu kaufen müssen. Andere Paare haben ein großes Budget und kaufen gerne nachhaltig und Second-Hand, während es auch Familien mit einem kleinen finanziellen Rahmen, aber großem Markenbewusstsein gibt.

Egal, zu welcher Kategorie Sie gehören: Nehmen Sie sich Zeit und stellen Sie einen realistischen Finanzplan auf. So sehen Sie genau, wie viel Budget jeden Monat frei zur Verfügung steht oder an welchen Stellen

Sparpotenzial besteht. Für Familien in besonders engen finanziellen Lagen stehen diverse Unterstützungsangebote bereit – Beratungsstellen für Schwangere sind in jedem größeren Ort zu finden und helfen gern und kompetent bei der Beantragung von finanziellen Beihilfen. Lassen Sie sich beruhigen: Anfangs braucht ein Kind nicht viel, auch wenn das große Produktangebot vielleicht etwas anderes suggeriert.

Wie wird sich mein Körper verändern, und wird mein Partner mich noch attraktiv finden?

Wenn Sie ein befreundetes Paar mit Kind(ern) haben, mit dem Sie offen sprechen können, dann fragen Sie den männlichen Part doch, wie er seine schwangere Partnerin gesehen hat. Die Mehrheit der Männer sagen, dass sie ihre Partnerin selten so wunderschön und vor Weiblichkeit strotzend gesehen haben, wie in der Zeit, als sie ihr gemeinsames Kind unter dem Herzen trug. Haben Sie schon von dem „besonderen Scheinen" einer Schwangeren gehört? Genau das wird Ihr Partner jetzt sehen und Sie womöglich noch attraktiver finden als früher.

Sollte er in den intimen Stunden zurückhaltend reagieren, sehen Sie es ihm nach, und verfallen Sie bloß nicht in den Irrglauben, es läge an Ihrem veränderten Körper. Die meisten Männer sind einfach vorsichtig und möchten weder Sie noch Ihr Kind verletzen oder zu sehr bedrängen. Sprechen Sie offen und ehrlich darüber, wie Sie sich fühlen.

Gefährlich sind intime Stunden in einer gesunden Schwangerschaft nämlich keineswegs, auch wenn es mit zunehmendem Bauch etwas Kreativität von Ihnen abverlangt.

Warum bin ich so launisch, seitdem ich schwanger bin? Ich erkenne mich selbst kaum wieder.

Ihre Gefühlslage wechselt von „himmelhoch jauchzend" zu „zu Tode betrübt" in nur wenigen Minuten? Willkommen auf der Achterbahnfahrt der Gefühle! Egal, ob Wunschkind oder Zufallstreffer: vor den schwankenden Gefühlen ist leider kaum eine Schwangere geschützt. Das liegt an zum größten Teil an den neuen Hormonen und der körperlichen Veränderung, die sie begleiten.

Nehmen Sie sich selbst nicht so hart ins Gericht, und verzeihen Sie sich Ihre Launenhaftigkeit als Erste. Wenn Sie merken, dass Ihre Hormone mit Ihnen durchgehen, atmen Sie ganz bewusst und ruhig, rufen Sie sich schöne Erinnerungen oder Wünsche in den Kopf, oder suchen Sie einen Ort auf, an dem Sie sich besonders wohlfühlen.

Das beste Mittel, um partnerschaftlichen Streit vorzubeugen, sind Offenheit und viele Gespräche. Versuchen Sie, Ihrem Partner zu erklären, was in Ihnen vorgeht, und auch, dass Sie manchmal selbst nicht wissen, was los ist. Das ist ganz normal, und jedes Paar durchlebt die turbulente Zeit, die sich besonders am Anfang einer Schwangerschaft einstellt. Nach den ersten drei Monaten regulieren sich die Stimmungsschwankungen meistens von selbst.

Wie kann ich Dehnungsstreifen verhindern?

Eine ernüchternde Antwort an alle werdenden Mütter: Sie lassen sich nicht ganz verhindern. Auch wenn namhafte und kleine Hersteller mit großen Wirkversprechen locken, sie gehören zu einer Schwangerschaft dazu.

Im Grunde sind Schwangerschaftsstreifen nichts anderes als Geweberisse, die durch eine starke Überdehnung entstehen. Warum sie bei einigen Frauen stärker und bei anderen weniger ausgebildet sind oder gar ganz ausbleiben, liegt vermutlich daran, wie fest das Bindegewebe ist. Auch wie schnell und wie viel eine werdende Mutter im Verlauf ihrer Schwangerschaft zunimmt, scheint die Entstehung von Dehnungsstreifen zu beeinflussen. Ernähren Sie sich gesund und ausgewogen und bekämpfen Sie Heißhungerattacken mit frischem Obst und Gemüse oder ungesalzenen Nüssen.

Sie können Ihrer Haut zusätzlich etwas Gutes tun, wenn Sie sie regelmäßig eincremen. Dabei muss es kein hochpreisiges Mittel aus der Drogerie sein: auch hochwertiges Oliven- oder Mandelöl hält Ihre Haut geschmeidig und wirkt sich positiv auf die Elastizität aus.

Versuchen Sie außerdem, Ihre vielleicht negativen Gedanken in positive zu verwandeln: Die entstandenen Streifen verblassen mit der Zeit und sind außerdem der Beweis dafür, was für ein Wunderwerk Ihr Körper hervorgebracht hat. Lernen Sie, Ihren Körper so zu lieben, wie er ist, und sehen Sie die Dehnungsstreifen als Teil von ihm.

Wenn Sie sich ganz unglücklich damit fühlen und die Schwangerschaftsstreifen sehr stark ausgeprägt sind, gibt es die Möglichkeit, sie nach der Schwangerschaft durch einen Hautarzt behandeln zu lassen.

Kapitel 3 –
Ausgewogene Ernährung

Wächst in dem weiblichen Körper ein neues Menschenkind heran, ist der richtige Zeitpunkt gekommen, die Essgewohnheiten einmal genau auf den Prüfstand zu stellen. Dabei spielt keine Rolle, wie lange Sie bereits schwanger sind, es erstmals nur planen oder vielleicht kurz vor der Geburt stehen: Für den Start einer gesunden Ernährung ist immer der richtige Zeitpunkt!

Das Gute vorweg: Der Energiebedarf einer Schwangeren steigt nur mäßig an. Das bedeutet, Sie müssen nicht zwingend mehr Nahrung zu sich nehmen, als Sie es jetzt schon tun, damit Sie ein gesundes Baby auf die Welt bringen können. Achten Sie dafür verstärkt auf Ihren Vitamin- und Nährstoffhaushalt, denn der Bedarf an einzelnen Vitaminen und Mineralstoffen bzw. Spurenelementen steigt in der Schwangerschaft stark an. Eine werdende Mutter sollte daher immer ausreichend Gemüse und Obst sowie Vollkornprodukte essen und regelmäßig Meeresfisch oder Milchprodukte verzehren.

Haben Sie am Ende der Woche das Gefühl, Sie haben Obst und Gemüse in allen Farben des Regenbogens zu sich genommen, dann haben Sie alles richtig gemacht. Schwangere, die sich vegetarisch oder vegan ernähren, besprechen das bitte mit ihrer Hebamme oder ihrer Frauenärztin.

Über die Plazenta wird das Baby vom weiblichen Körper mit allem Wichtigen versorgt, was es zum Wachsen benötigt. Damit bei Ihrem ungeborenen Kind die notwendigen Nährstoffe ankommen, muss „oben" das Richtige rein. Wir leben in einem Zeitalter, in dem gesundes Essen immer wieder angepriesen wird, es aber in der Umsetzung manchmal schwerfällt, sich ausgewogen zu ernähren.

Doch was bedeutet ausgewogen überhaupt? Ein gesunder Start in den Tag könnte für die werdende Mutter wie folgt aussehen:

Beginnen Sie den Tag mit einer Tasse Tee oder einem Glas Saft. Dieser schmeckt besonders gut, wenn er vom werdenden Vater direkt am Bett serviert wird. Ist der Kreislauf allmählich in Schwung gekommen, dürfen Sie sich eine Tasse Schwarztee oder Kaffee gönnen.

Das Frühstück besteht aus einem leckeren Müsli mit Naturjoghurt und vielen leckeren Früchten. Setzen Sie auf saisonale und regionale Obstsorten oder bedienen Sie sich im besten Fall aus dem heimischen Garten. Als Alternative zu Müsli gibt es Vollkornbrot mit leckeren Aufstrichen.

Ein frischer Smoothie toppt jedes Frühstück: Pürieren Sie hierfür zum Beispiel eine Packung Heidelbeeren mit einem Esslöffel Haferflocken, einem Becher Naturjoghurt und etwas Milch und Sie erhalten einen leckeren und gesunden Fruchtkick am Morgen.

Folsäure in der Schwangerschaft

Unumstritten ist, dass Folsäure ein wirksames Mittel zur Vorbeugung einer Fehlbildung des Embryos ist und daher von jeder werdenden Mutter von Beginn an bis zum dritten Schwangerschaftsmonat verstärkt aufgenommen werden sollte.

Sie ist in Roter Bete, Fenchel, Tomaten, Spargel, Gurken und Zitrusfrüchten enthalten. Essen Sie diese Lebensmittel bevorzugt roh, da Folsäure hitzeempfindlich ist. Außerdem ist sie auch in Kuhmilch enthalten.

Jod, Magnesium und Eisen in der Schwangerschaft

Diese drei Mineralstoffe sind den meisten schwangeren Frauen entweder schon bekannt oder laufen ihr während ihrer Schwangerschaft mit Gewissheit über den Weg. Eine vermehrte Aufnahme oder gar eine routinemäßige Supplementierung der Stoffe kommt aber keinesfalls für jede Schwangere in Frage. Die meisten Frauen mit einer ausgewogenen Ernährung nehmen genug Mineralstoffe auf und können einfach weiteressen, wie es ihnen schmeckt und gesund ist. Trotzdem sollte regelmäßig überprüft werden, ob ein Mangel vorliegt und entsprechend dem Ergebnis die Ernährung angepasst werden.

Jod ist vor allem in Seefisch, Algen und Pilzen enthalten, Eisen kommt unter anderem in Hülsenfrüchten, Vollkornprodukten, Petersilie, in rotem und grünem Gemüse oder roten Früchten vor. Für einen hohen Gehalt an Magnesium sind Bananen, Mandeln, und Hülsenfrüchte bekannt.

Ungesundes Essen und gefährliche Speisen in der Schwangerschaft

Auch und gerade in der Schwangerschaft dürfen Sie auch mal Ihren Gelüsten folgen und sich etwas Ungesundes gönnen. Solange es nicht die Regel ist und für ein inneres Wohlbefinden sorgt, dürfen Sie gerne ab und zu ein bisschen mit Fast-Food, Chips oder anderen fertigproduzierten, fettigen und sehr stark gesalzenen Lebensmitteln sündigen. Wie so oft macht die Dosis das Gift.

Einige Dinge sollten Sie für die folgenden Monate aber komplett von Ihrem Speiseplan streichen:

- Rohmilchkäse
- roher Fisch wie Matjes oder Sushi
- geräucherter Fisch
- rohes Fleisch wie Mett oder Carpaccio
- Produkte mit und aus rohen Eiern
- abgepackte Rohkost
- Lebensmittel und Getränke, die Alkohol enthalten

Ammenmärchen: Für zwei essen – das ist nicht nötig! In Zeiten von Überversorgung und gut genährten Bürgern ist es in einem Land wie Deutschland nicht nötig, mehr zu essen als vor der Schwangerschaft. Ganz im Gegenteil: Untergewicht spielt in den wenigsten Schwangerschaften eine Rolle, Übergewicht stellt hingegen eine größere Gefahr dar! Daher sollten Sie normal weiteressen, nur doppelt so gesund wie vorher.

Trinken in der Schwangerschaft

Das heranwachsende Baby nimmt über das Fruchtwasser und die Plazenta alles auf, was die Mutter zu sich nimmt. Das Fruchtwasser enthält Aromen und Geschmacksstoffe, die Ihrem ungeborenen Kind bei seiner persönlichen Geschmacksentwicklung helfen.

Alkohol sollte in der Schwangerschaft absolut tabu sein. Wird Alkohol in der Schwangerschaft konsumiert, kann das weitreichende Folgen für die Gesundheit und die Entwicklung des Kindes haben. Sowohl bei geringen Mengen als auch bei häufigem Konsum von Alkohol kann das Kind geschädigt werden.

Einige Mütter wissen in den ersten Wochen oft nichts von der bestehenden Schwangerschaft und haben Alkohol konsumiert und machen sich große Vorwürfe. Lassen Sie sich beruhigen: Im ganz frühen Stadium der

Schwangerschaft gilt das "Alles-oder-Nichts-Prinzip". Sollte Ihr Kind geschädigt sein, wird sich die befruchtete Eizelle nicht in der Gebärmutter einnisten. Daher kommt es bei Folgeschäden durch starken Alkoholkonsum in den ersten zwei Wochen nach der Befruchtung üblicherweise gar nicht erst zu einer Schwangerschaft.

Um auf Nummer sicher zu gehen, sollten Sie schon beim bestehenden Kinderwunsch auf den Konsum von alkoholhaltigen Lebensmitteln verzichten. Im Übrigen enthält alkoholfreies Bier einen gewissen – wenn auch geringen – Prozentsatz Alkohol. Lesen Sie für weitere Infos das Kapitel „Alkohol in der Schwangerschaft".

Die bevorzugten Getränke in der Schwangerschaft sollten stilles Wasser, Mineralwasser und ungesüßte Tees sein. Davon darf es dann gerne auch etwas mehr sein: Sie sollten versuchen, ungefähr 2,5 Liter am Tag zu trinken. Was erstmal viel erscheint, kann auf mehrere kleinere Einheiten verteilt den Tag über getrunken werden. Ihr Körper arbeitet auf Hochtouren, Ihr Blutvolumen wird um ein Drittel ansteigen und Ihr Körper lagert Wasser ein, daher ist es wichtig, genügend zu trinken.

Ein möglicher Trinkplan in der Schwangerschaft könnte so aussehen:

- Direkt nach dem Aufstehen ein großes Glas Wasser trinken
- Zwei Gläser Wasser, Saftschorle oder zwei Tassen Kräutertee zum Frühstück
- Ein weiteres Glas Wasser im Laufe des Vormittags
- Ein großes Glas Wasser oder frisch gepressten Saft zum Mittagessen und eins danach
- Eine große Tasse Tee oder ein Glas Wasser am Nachmittag
- Zwei große Tassen Tee oder zwei Gläser Wasser zum Abendessen
- Ein großes Glas Wasser vor dem Schlafengehen

Haben Sie bisher Kaffee getrunken, müssen Sie nicht ganz darauf verzichten. Eine Tasse am Morgen ist völlig in Ordnung. Dazu sollten Sie ein extra Glas Wasser einplanen, damit Ihr Körper mit ausreichend Flüssigkeit versorgt ist. Probieren Sie doch auch einmal Kaffeeersatzgetränke aus Malz, Roggen oder Gerste.

Möchten Sie etwas Abwechslung oder sind Sie zu einer Feier eingeladen, auf der Sie nicht "nur" Wasser trinken möchten, können Sie sich einen leckeren Rote-Beete-Drink machen oder auf ein aromatisches Melissen-Kräuterwasser zurückgreifen.

Letzteres ist ein hervorragendes Mittel gegen Übelkeit, und es lässt sich ganz einfach in der heimischen Küche herstellen: Füllen Sie einen Liter Wasser in eine Karaffe oder ein anderes Gefäß und geben Sie zwei bis drei Stängel frische, gewaschene Melisse hinzu. Etwas Zitronenschalenabrieb zaubert ein spritziges Aroma.

Merken Sie sich dieses einfache Rezept auch für die Zeit nach der Geburt und tauschen Sie die Melisse gegen Basilikum aus. Es fördert die Milchproduktion in der Stillzeit.

Himbeerblättertee

Er gilt als Geheimtipp unter Hebammen, denn er wirkt durchblutungsfördernd und lockert das Gewebe. Sie sollten ihn sich für das Ende der Schwangerschaft merken, da er durch seine Eigenschaften Ihre Geburt erleichtern kann. Die Teemischung aus getrockneten Himbeerblättern stammt ursprünglich aus der Naturheilkunde und wird unter anderem bei grippalen Infekten verwendet. Außerdem fördert er die Verdauungstätigkeit und kann zum Gurgeln bei Endzündungen im Mundraum verwendet werden.

Als schwangere Frau können Sie Himbeerblättertee ab der 34. Schwangerschaftswoche bedenkenlos trinken. Vorher sollten Sie ihn vermeiden, da er leicht wehenfördernd sein kann. Auch wenn seine Wirkung noch nicht in der Forschung bestätigt wurde, schwören Hebammen auf das Heißgetränk, das auch den Muttermund weicher machen und so für eine angenehme Geburtsarbeit sorgen soll.

Genussmittel in der Schwangerschaft

Rauchen in der Schwangerschaft.

Frauen, die in der Schwangerschaft rauchen, gefährden massiv die Gesundheit ihres Babys im Mutterleib. Beim Rauchen einer Zigarette werden mehrere Tausend hochgiftige Stoffe wie Nikotin oder Kohlenmonoxyd inhaliert. Diese Stoffe verhindern nachweislich, dass das ungeborene Kind mit Sauerstoff versorgt wird, und auch wichtige Nährstoffe können nicht so gut an das Baby weitergegeben werden, wenn die Schwangere raucht.

Gehören Sie zu den ungefähr 30 Prozent der Frauen, die zu Beginn der Schwangerschaft rauchen, probieren Sie, so schnell es geht aufzuhören. Zahlreiche Hilfsprogramme stehen zur Verfügung, die Sie nutzen können, wenn Sie es nicht allein schaffen. So verhelfen Sie Ihrem Baby zu einem gesunden Start ins Leben.

Klar, es ist nicht immer leicht, sich von einem vielleicht lange gehegten Laster zu befreien. Machen Sie sich daher immer wieder bewusst, warum Sie den Glimmstängeln Adieu sagen wollen. Schreiben Sie Ihre Gedanken auf und kleben Sie diese auf Ihre Zigarettenpackung oder an den Ort, an dem Sie meistens rauchen. „Ich will, dass mein Kind gesund ist", „Mein Kind verdient den besten Start ins Leben" oder ähnliches können Sie sich als Motivationshilfe notieren. Vielleicht hilft Ihnen auch der Gedanke, dass Tabakqualm mit den Abgasen von Autos vergleichbar ist. Und wer würde sein ungeborenes Kind gerne vor ein Auspuffrohr halten?

Sollte es nicht auf Anhieb klappen, seien Sie nicht zu streng mit sich, sondern finden Sie Alternativen. Nehmen Sie Ihre Zigaretten zum Beispiel nicht mit, wenn Sie nach draußen gehen, und bitten Sie Ihre Freunde und Ihren Partner, in Ihrer Gegenwart nicht zu rauchen. Das ist keinesfalls übergriffig, sondern eine klare Entscheidung für Ihre und vor allem für die Gesundheit Ihres Babys.

In schwierigen Situationen hilft es manchmal, einfach tief ein- und auszuatmen und sich auf etwas Positives zu konzentrieren: Freuen Sie sich auf das erste Lächeln Ihres Kindes, seine ersten zärtlichen Berührungen oder die zusätzliche Luft, die Sie Ihrem Bauchbewohner zum Atmen schenken.

Freuen Sie sich außerdem übermäßig über jede Zigarette, die Sie nicht geraucht haben! Es ist ein großer Schritt, und Sie dürfen stolz auf sich sein! Feiern Sie, wenn Sie zwei oder drei rauchfreie Tage hinter sich haben, und sehen Sie jeden neuen Tag als Chance, ihn ohne Laster zu begehen.

Tipp für den werdenden Vater:

Sie helfen Ihrer Partnerin ungemein, wenn Sie in Ihrer Gegenwart nicht mehr rauchen. Am besten hören Sie mit ihr gemeinsam auf, denn nur der Geruch von Zigaretten, der auf der Kleidung haftet, kann in Ihrer Partnerin das Verlangen nach einer Zigarette auslösen. Feiern Sie zusammen die gemeinsam erreichten Erfolge, die Sie als zukünftige Eltern machen, und übernehmen Sie Verantwortung für Ihr ungeborenes Kind.

Alkohol in der Schwangerschaft

Der Konsum von alkoholhaltigen Getränken in der Schwangerschaft kann beim ungeborenen Kind zu massiven bleibenden Schäden führen. Das Fetale Alkoholsyndrom ist die wohl schlimmste Folge, wenn die werdende Mutter Alkohol trinkt – egal, in welcher Menge. Das Kind leidet sein Leben lang unter massiven Entwicklungsstörungen, und auch die körperliche Entwicklung kann dramatisch geschädigt werden. Zudem sind Kinder, deren Mütter während der Schwangerschaft Alkohol zu sich genommen haben sehr oft verhaltensauffällig.

Daher gilt: Kein Tropfen Alkohol in der Schwangerschaft! Denn schon in geringen Mengen kann er Ihrem Baby großen Schaden zufügen.

Ihr Kind ist mit Ihnen über die Nabelschnur und die Plazenta verbunden. Jeder noch so kleine Tropfen Alkohol gelangt unmittelbar in den Blutkreislauf Ihres ungeborenen Babys. Innerhalb von wenigen Minuten hat Ihr Baby den gleichen Alkoholspiegel wie Sie, wobei der kleine Körper wesentlich länger für den Abbau braucht. Das liegt daran, dass die Leber des Babys im Mutterleib noch nicht vollständig entwickelt ist.

Es gibt keine Studien darüber, ab welcher Menge Alkohol schädlich auf das ungeborene Kind wirkt. Es ist jedoch sicher, dass schon einmaliger Alkoholkonsum das Risiko erhöht, dass die Gesundheit des Babys im Mutterleib negativ beeinflusst wird.

Hören Sie und Ihr Partner am besten schon beim aufkommenden Kinderwunsch auf, alkoholhaltige Getränke zu konsumieren. Erkenntnisse zeigen, dass, wenn um den Zeitpunkt der Zeugung Alkohol getrunken wurde, das Risiko einer Fehlgeburt stark ansteigt. Dabei ist es irrelevant, ob der Mann oder die Frau betrunken oder angetrunken ist.

Einige Mütter wissen in den ersten Wochen oft nichts von der bereits bestehenden Schwangerschaft, haben Alkohol konsumiert und machen sich nach einem positiven Testergebnis große Vorwürfe. Sollten Sie dazu zählen, lassen Sie sich ein wenig beruhigen: Im ganz frühen Stadium der Schwangerschaft gilt das Alles-oder-Nichts-Prinzip. Sollte Ihr Kind in den ersten Tagen nach der Befruchtung geschädigt worden sein, wird sich die Eizelle nicht in die Gebärmutter einnisten.

Tipp für den werdenden Vater:

Stehen Sie Ihrer Partnerin bei und verzichten Sie komplett auf Alkohol.

Auch wenn alkoholhaltige Getränke in unserer Kultur einen hohen Stellenwert haben und Sie anfangs das Gefühl haben, ohne Bier, Wein und Co nicht mehr anstoßen oder feiern zu können, probieren Sie es mit alkoholfreien Alternativen. Sie werden schnell merken, dass Sie keinen Alkohol brauchen, um Spaß zu haben, und Sie haben einen wichtigen ersten Schritt in Richtung verantwortungsvoller Vater getan. Zudem vermindert Alkohol nicht nur Ihre Potenz, er wirkt sich auch negativ auf die Qualität Ihrer Spermien aus.

Koffeinhaltige Limonaden und Energy-Drinks in der Schwangerschaft

Trinken Sie gerne den braunen, süßen Wachmacher oder stehen Sie auf monstermäßige Energie? Überdenken Sie den Konsum solcher Getränke, wenn Sie schwanger sind. Es ist nicht nur der Koffeingehalt, der sich ungünstig auf Ihr heranwachsendes Kind im Mutterleib auswirken kann. Der massive Zuckergehalt in den Getränken kann einen Diabetes in der Schwangerschaft begünstigen. In einigen Limonaden wie Bitter Lemon ist zudem Chinin enthalten – ein Stoff, der zu Fehlbildungen und vorzeitigen Wehen führen kann.

Gegen die verstärkte Müdigkeit in der Schwangerschaft können Sie in geringen Mengen Kaffee oder schwarzen Tee trinken. Am hilfreichsten ist es, wenn Sie sich hinlegen oder Ihrem Körper Ruhepausen gönnen, wenn Sie sich müde fühlen. Auch ein Spaziergang an der frischen Luft oder moderate Sportübungen können belebend wirken.

Suchtmittel in der Schwangerschaft

Ein großes Tabuthema ist für viele schwangere Frauen der Gebrauch von Drogen. Oft traut sich eine werdende Mutter, die Suchtmittel konsumiert hat oder von ihnen abhängig ist, nicht, mit ihrer Hebamme oder Frauenärztin darüber zu sprechen – aus Angst, verurteilt zu werden. Scham ist für eine werdende Mutter jedoch fehl am Platz. Mit kompetenter Hilfe an der Seite werden Sie Ihre Probleme leichter in den Griff bekommen. Da dieses Thema meistens Frauen betrifft, die ungeplant schwanger geworden sind, wird Sie niemand verurteilen, wenn Sie sich darum bemüht zeigen, Ihre Angewohnheiten abzulegen. Trauen Sie sich trotzdem nicht, mit Ihrer Hebamme oder Frauenärztin über das Problem zu sprechen, können Sie sich an eine Schwangerschaftsberatung wenden. Dort werden Sie auf Wunsch anonym beraten.

Eins sollte jedoch klar sein: Der Konsum von Drogen schadet in den meisten Fällen dem heranwachsenden Kind im Mutterleib.

Haben Sie bitte auch keine Angst davor, dass Ihnen das Kind nach der Geburt weggenommen wird, wenn Sie jemandem von Ihrer Drogenabhängigkeit berichten. Ziel der Jugendämter ist es, stets ein gutes Leben für das Kind zu ermöglichen, was natürlich auch bedeutet, dass es bei seinen Eltern aufwachsen darf. Holen Sie sich frühzeitig Hilfe und beweisen Sie, dass Sie in der Lage sind, Verantwortung für sich und Ihr Kind zu übernehmen. Mit eisernem Willen und Unterstützung werden Sie es schaffen, ein gesundes und glückliches Leben zu führen!

Kapitel 4 –
Sport und Wellness in
der Schwangerschaft

Sport in der Schwangerschaft hat gleich mehrere Vorteile: Er reduziert Stress, erhöht das Selbstbewusstsein und stärkt den Körper für die bevorstehende Geburt. Beim Sport füllt sich die Lunge mit Sauerstoff. Dieser gelangt über das Blut in die Plazenta und landet direkt beim ungeborenen Kind. Gleichzeitig sinkt bei regelmäßiger körperlicher Betätigung das Risiko, Hämorrhoiden, Thrombosen, Krampfadern oder Krämpfe zu erleiden. Und natürlich hilft Sport dabei, dass die Schwangere nicht übermäßig an Gewicht zunimmt. Daher wird er bei bestehender Gefahr einer Schwangerschaftsdiabetes häufig empfohlen. Dabei sollten die Übungen an Ihr persönliches Fitnesslevel angepasst werden. Krafttraining, Ausdauersportarten und Sportarten, die mit einem erhöhten Verletzungsrisiko einhergehen, sollten unbedingt vermieden werden.

Schwimmen.

Bewegung im Wasser regt den Kreislauf an, stärkt und kräftigt die Muskulatur und wirkt sich positiv auf die Kondition aus. Zudem genießen schwangere Frauen das Gefühl von Schwerelosigkeit im Wasser – verständlich, warum diese Sportart bei werdenden Müttern so beliebt ist. Erfahrene Schwimmerinnen können mit Ihrem normalen Trainingsprogramm erstmal weitermachen, Neulinge auf dem Gebiet starten langsam und sollten sich auf keinen Fall überanstrengen. Besonders anstrengende Trainingseinheiten sollten erst nach der Entbindung wieder auf dem Plan stehen.

Im ersten Trimester gelten 20 Minuten schwimmen am Tag als absolut ausreichend. Schwimmen am Morgen ist ein bewährtes Heilmittel gegen Schwangerschaftsübelkeit und regt gleichzeitig den Kreislauf an. Wenn im zweiten Trimester der Bauch größer wird, müssen Sie nicht mit dem Wassersport aufhören. Im belebenden Nass werden Ihre Bänder und Gelenke entlastet, während Sie sich im Wasser deutlich leichter fühlen als mit festem Boden unter den Füßen. Möchten Sie auch im dritten Trimester mit dem Schwimmen weitermachen, besprechen Sie das bitte vorher mit Ihrer Hebamme oder Frauenärztin – in der Regel sollte das kein Problem sein, nur benötigen Sie eventuell einen Umstandsbadeanzug oder ein größeres Bikinioberteil.

Yoga

Yoga wird immer beliebter, und spezielle Übungen sind auf die speziellen Bedürfnisse von werdenden Müttern angepasst. Sogenanntes Schwangerschaftsyoga sorgt für eine intensive Atmung und eine nachhaltige Entspannung. Die erlernte Atemtechnik kann Ihnen bei der bevorstehenden Geburt und später im Alltag als junge Mutter helfen. Das Erste, was Sie beim Schwangerschaftsyoga lernen werden, wird daher sein, wie Sie langsam durch die Nase einatmen, Ihre Lungen vollkommen füllen und dann vollständig, durch Anspannung im Unterleib, wieder ausatmen. Sollten Sie bei der Geburt unter Stress geraten, kann diese Form der Atmung Sie wieder beruhigen. Das ist wichtig, denn der Körper produziert bei anhaltendem Stress unter anderem Adrenalin. Dadurch verringert sich die Produktion von Oxytocin, dem wehenfördernden Hormon, und die Geburt kann ins Stocken geraten.

Haben Sie bislang noch keine Erfahrungen mit Yoga sammeln können, vermeiden Sie in der Schwangerschaft am besten alle Positionen, die Sie auf dem Rücken liegend machen müssen. Die Rückenlage verringert die Durchblutung Ihres Uterus. Auch auf Übungen, bei denen die Bauchmuskeln angespannt werden, sollte eine werdende Mutter verzichten.

Im ersten Trimester können Sie ohne große Bedenken an einem Yoga-Kurs für Schwangere teilnehmen. Haben Sie schon viel Erfahrung in diesem Bereich, überprüfen Sie gemeinsam mit Ihrer Hebamme oder Frauenärztin, welche Übungen sinnvoll sind und auf welche Sie besser verzichten sollten. Achten Sie besonders auf eine korrekte Technik, um Ihre Gelenke, Muskeln und Bänder nicht zu überdehnen.

Im zweiten Trimester sollte Ihren Gelenken besondere Beachtung geschenkt werden. Durch den wachsenden Bauchumfang verschiebt sich Ihr Schwerpunkt, und das Gleichgewicht wird leicht beeinträchtigt. Nehmen Sie sich die Zeit, die Sie brauchen, und machen Sie nur Übungen, bei denen Sie ruhig und entspannt atmen können. Im dritten Trimester ist Ihr Bauch vermutlich schon so rund, dass Sie Hilfe brauchen werden, um die richtige Balance zu finden.

Übung: Die tiefe Hocke

Sie ist die wohl älteste Geburtsposition der Welt und gleichzeitig eine ideale Position für Ausscheidungsprozesse aller Art. Für die tiefe Hocke stellen Sie sich zunächst aufrecht in eine leichte Grätsche, die Zehen zeigen nach außen. Nun gehen Sie langsam so tief in die Knie, bis sich Waden und Oberschenkel berühren. Atmen Sie ruhig und gleichmäßig dabei weiter.

Der Rücken bleibt gerade, die Schulterblätter sind entspannt. Heben Sie Ihr Brustbein nach vorne und blicken Sie geradeaus. Die Handflächen berühren sich vor Ihrer Brust, und mit den Ellenbogen drücken Sie Ihre Knie sanft auseinander. Denken Sie an Ihre Atmung.

Fest mit dem Boden verwurzelt, können Sie in Ihren Bauch zu Ihrem

Baby hineinspüren und ihm ein paar tiefe Atemzüge schenken. Probieren Sie, Ihr Becken noch ein bisschen weiter zu öffnen. Atmen Sie wieder ruhig ein und aus, und setzen Sie Ihre Hände hinter Ihrem Körper auf den Boden und lassen Sie Ihr Gesäß auf selbigen sinken.

Sollten Ihre Fersen den Boden bei dieser Übung nicht berühren können oder Sie Probleme mit dem Gleichgewicht haben, nehmen Sie sich ein Kissen oder eine Decke zur Hilfe.

Vielleicht ist Ihnen diese Übung am Anfang etwas unangenehm, da Sie damit Ihren Schambereich relativ offen präsentieren. Für die Geburtsarbeit ist die tiefe Hocke jedoch sehr hilfreich, da sie nicht nur den Rücken entlastet, sondern auch Ihr Becken- und Dammgewebe weitet. Zudem hilft sie Ihrem ungeborenen Baby in eine gute Geburtsposition zu rutschen.

Leiden Sie unter einer verfrühten Öffnung des Muttermunds oder vorzeitigen Wehen oder liegt Ihr Baby in Beckenendlage, ist diese Übung nicht zu empfehlen.

Walking

Walking gilt als eine der gesündesten Sportarten, denn sie kräftigt das Herz-Kreislauf-System. Sie halten sich bei dieser Sportart fit, ohne Ihre Gelenke zu belasten, und Sie können jederzeit mit dem Training beginnen. Die verwendeten Stöcke helfen, versteckte Muskelpartien anzusprechen und stärken den Körper einer Schwangeren ganzheitlich. Haben Sie bereits Erfahrung und machen regelmäßig Nordic Walking, können Sie pro Woche 150 Minuten, auf fünf Tage aufgeteilt, trainieren.

Neueinsteigerinnen sollten es langsam angehen lassen und mit kürzeren Einheiten à 15 Minuten an jeweils drei Tagen pro Woche beginnen. Wenn Sie möchten, können Sie es allmählich auf 20 - 30 Minuten ausdehnen oder ein wenig in der Geschwindigkeit variieren. Denken Sie daran: Sie stehen nicht in einer Wettkampfsituation und sollten Ihren Körper in der Schwangerschaft nicht überstrapazieren. Gemächliches, dafür regelmäßiges Walken an drei Tagen in der Woche ist besser als eine einmalige Überanstrengung.

Im ersten Trimester brauchen Sie außer auf festes Schuhwerk und eine ausreichende Menge Flüssigkeit auf nichts Besonderes achten. Wenn Sie im zweiten Trimester Ihrer Schwangerschaft die ersten Rundungen bemerken, achten Sie beim Walken gezielt auf eine korrekte Körperhaltung: Kopf gerade, Kinn hoch, und Ihre Hüfte sollte parallel zu Ihren Schultern ausgerichtet sein. Im dritten Trimester vertrauen Sie auf Ihr Körpergefühl und trainieren Sie nur so viel, wie es Ihnen guttut.

Hebammentipps für Sport in der Schwangerschaft:

- Besprechen Sie vor dem Trainingsbeginn mit Ihrer Hebamme oder Frauenärztin, welche Sportarten für Sie geeignet sind
- Tragen Sie weite, atmungsaktive Kleidung und feste Schuhe
- Vermeiden Sie es, flach auf dem Rücken zu liegen
- Wärmen Sie sich vor jedem Training ausreichend auf und kommen Sie hinterher in Ruhe runter
- Ausdauersportarten und Krafttraining sind für Schwangere nicht geeignet
- Haben Sie immer ausreichend Wasser dabei und trinken Sie viel
- Von Übungen am Boden sollten Sie langsam aufstehen
- Denken Sie an Ihren neuen Körperschwerpunkt
- Sie sollten zu jedem Zeitpunkt problemlos eine Unterhaltung führen können und nicht außer Atem kommen

Tipp für den werdenden Vater: Machen Sie gemeinsam mit Ihrer Partnerin moderate Sportübungen, und unterstützen Sie sie in Ihrer körperlichen Fitness. Das schafft gemeinsame Zeit, die sie aktiv mit Ihrer Partnerin verbringen. Da auch werdende Väter während der Schwangerschaft gern das ein oder andere Kilo zunehmen, sorgen Sie gleichzeitig für ein gesundes Körpergefühl.

Wellness in der Schwangerschaft

Gerade in der Schwangerschaft ist ein guter Zeitpunkt gekommen, etwas Positives für sich und den Körper zu tun. Gönnen Sie sich eine wohltuende Spa-Behandlung, genießen Sie eine Massage oder gehen Sie zur Pediküre. Wenn Sie bestimmte Sachen beachten, steht einer entspannten Wohlfühlzeit nichts entgegen.

Massagen

Eine Massage kann helfen, Verspannungen im Rücken zu lösen, Sie von Schmerzen in den Hüften befreien und müde Beine wiederbeleben. Immer mehr Wellnesshotels, Masseure und Hebammen bieten spezielle Massagen für Schwangere an. Durch eine Ausbildung wissen sie, welche Techniken besonders angenehm sind und welche Bereiche nicht massiert, sondern besser sanft berührt werden sollten, um keine vorzeitigen Wehen auszulösen. Es gibt Massageliegen, die zusätzlich zur Aussparung im Kopfbereich eine weitere für Ihren Bauch haben. Aber auch auf der Seite liegend oder sitzend können Sie sich massieren lassen. Sobald Sie sich unwohl fühlen, sagen Sie es gleich – es ist Ihre Wohlfühlzeit, und Sie sollen jede Sekunde genießen.

Maniküre und Pediküre

Auf gepflegte Finger- und Fußnägel müssen Sie in der Schwangerschaft nicht verzichten. Das krönende Highlight einer Maniküre ist für viele Frauen eine schöne Farbe auf den frisch gepflegten Fingernägeln. Es gibt keine Studie, die belegt, dass die Chemikalien, die in vielen Nagellacken verwendet werden, für Ihr ungeborenes Kind schädlich sind, aber auch keine eindeutigen, die absolute Sicherheit garantieren. Allein der Geruch, besonders der vom Entferner, kann für ein starkes Übelkeitsgefühl sorgen. Wollen Sie auf Nummer sicher gehen lassen Sie sich acetonfreien Nagellack oder Schellack auftragen.

Zum Ende der Schwangerschaft verschwinden für viele schwangere Frauen ihre Füße unter ihrem Bauch. Verständlicherweise ist die Fußpflege daher nicht mehr selbst zu bewältigen. Da ist eine Pediküre Gold wert. Verzichten Sie sicherheitshalber auf eine Fußreflexzonen-Massage, denn diese könnte Wehen auslösen. Ansonsten steht einem Gang zur Fußpflegerin nichts im Wege. Achten Sie auch hier auf möglichst wenig Chemie und genießen Sie die Behandlung in vollen Zügen.

Saunieren

Sie gehen gern und regelmäßig in die Sauna und möchten das auch in der Schwangerschaft weiterführen? Kein Problem! Für geübte Saunagängerinnen gibt es nur einige Hinweise, die sie beherzigen sollten. Sie sollten nicht öfter als zweimal die Woche in die Sauna gehen und eher auf den unteren Bänken als in der obersten Reihe Platz nehmen. Die Temperatur sollte 60° Celsius nicht übersteigen, und nach zehn Minuten sollten Sie die Sauna verlassen. Natürlich sollten Sie den Raum auch sofort verlassen, wenn Sie sich irgendwie unwohl fühlen oder Kreislaufbeschwerden bekommen. Bei einer Risikoschwangerschaft oder vorzeitigen Wehen ist der Saunagang tabu.

Halten Sie sich an die paar Punkte, profitieren Sie vom regelmäßigen Saunieren. Es wirkt nicht nur entspannend und stärkt Ihr Immunsystem, es wirkt Wassereinlagerungen entgegen, und viele Saunagängerinnen berichten von einer entspannten natürlichen Geburt.

Sind Sie vor Ihrer Schwangerschaft noch nie oder nur selten in der Sauna gewesen, planen Sie bitte den nächsten Saunagang erst nach der Entbindung ein.

Intim sein in der Schwangerschaft

Nachdem die ersten Wochen der Schwangerschaft überwunden und die ersten Beschwerden vorüber sind, entdecken viele werdende Mütter ein Aufleben der Lust. Sie fühlen sich in ihrem Körper sehr wohl und bewundern ihre größeren Brüste. Viele werdende Mütter fühlen sich zurecht sehr attraktiv, und die Hormone steigern das Lustempfinden zusätzlich.

Werdende Väter sind in der Regel eher zurückhaltend. Sie sorgen sich, ob sie das Kind im Mutterleib verletzen könnten. Diese Sorge ist zwar grundlos, sollte aber trotzdem ernst genommen werden. Angst kann das Lustempfinden des Mannes erheblich schmälern. Und das wichtigste bei Intimität ist – egal, ob schwanger oder nicht –, dass beide sich wohlfühlen.

Zwar ist erwiesen, dass die Samenflüssigkeit des Mannes eine wehenfördernde Wirkung hat, doch Kontraktionen werden erst dann ausgelöst, wenn das Kind reif für die Geburt ist. Bei einer Risikoschwangerschaft sollte trotzdem Vorsicht im Vordergrund stehen.

Kapitel 5 – Die zehn Schwangerschaftsmonate

Das erste Trimester – Die Zeit der Umstellung.

Der 1. Schwangerschaftsmonat

Zum Anfang des ersten Trimesters sind die meisten Schwangerschaften unbemerkt. Erst zur Mitte hin machen die meisten Frauen einen Schwangerschaftstest – vorher ist es auch wenig sinnvoll, da die eigentliche Schwangerschaft erst nach der zweiten Schwangerschaftswoche beginnt. Oft haben sie schon erste zarte Veränderungen bemerkt: spannende Brüste, das Ausbleiben der Periode und erste Stimmungsschwankungen treten gepaart mit Müdigkeit auf.

Eine Rechnung, die bei manchen werdenden Eltern Fragezeichen aufwirft, ist die Berechnung der Schwangerschaftsmonate und -wochen. Die ersten beiden Schwangerschaftswochen beziehen sich auf den Zeitraum zwischen der letzten Periode und der Befruchtung. In der Zeit sind Sie also per se noch nicht schwanger, sie dienen nur der Berechnung. Erst wenn Samen- und Eizelle miteinander verschmolzen sind, beginnt die abenteuerliche Reise in einen neuen, aufregenden Lebensabschnitt, der nun vor Ihnen liegt. Sie sind dann automatisch in der zweiten Schwangerschaftswoche angekommen.

Zu Beginn der Schwangerschaft vollbringt Ihr Embryo eine gewaltige Kraftanstrengung. Er wandert aus dem Eileiter in die Gebärmutter und schlüpft aus der Eihülle, die ihn anfangs umgibt. Er nistet sich so tief in die Schleimhaut der Gebärmutter ein, dass er völlig von ihr überzogen ist. Die riskante Phase der ersten Schwangerschaftswochen ist damit abgeschlossen, und Ihr Baby ist sicher dort gelandet, wo es wachsen und gedeihen kann. Was für ein Wunderwerk der Natur!

Rein optisch machen sich bei Ihnen noch kaum Schwangerschaftszeichen bemerkbar, bei einigen Frauen werden die Brustwarzenhöfe etwas dunkler. Dafür spielt sich in Ihrem Inneren umso mehr ab: Ein Feuerwerk der Hormone lässt Sie schneller müde werden, es kommt zu vermehrter Übelkeit und erste Stimmungsschwankungen überkommen Sie.

Das Ausbleiben der Periode ist bei einer gesunden Frau mit einem regelmäßigen Zyklus ein deutliches Zeichen dafür, dass sie schwanger ist. Überlegen Sie sich, wie – und eventuell mit wem – Sie einen Schwangerschaftstest machen wollen. Möchten Sie den Test in Ruhe und nur für sich zuhause machen, können Sie Ihren Partner mit dem positiven Testergebnis überraschen.

Der 2. Schwangerschaftsmonat

In der 5. Schwangerschaftswoche beginnt das kleine Herz des Embryos bereits zu schlagen. Am Anfang des fünften Schwangerschaftsmonats entwickelt sich der Embryo in Ihrem Bauch rasend schnell, und aus der Zellkugel entstehen Anlagen für Organe sowie Arme und Beine. Am Ende des zweiten Schwangerschaftsmonats sind bereits die Gesichtszüge zu erkennen und die ersten Organe wie Magen und Niere sind aktiv. Die Plazenta und die Nabelschnur beginnen, den Embryo zu versorgen, und sein Skelett beginnt sich zu bilden. Während jede Minute rund 100.000 neue Nervenzellen beim Embryo entstehen, findet sich die werdende Mama in einem Chaos der Gefühle wieder.

Bleiben Sie ruhig, atmen Sie tief ein und aus und träumen Sie von Ihrem

Baby. Stellen Sie sich vor, wie schön Ihr Leben als Mutter sein wird, und schicken Sie Ihrem ungeborenen Kind im Bauch ein paar positive Gedanken. Fühlen Sie sich ständig müde, müssen Sie sich keine Sorgen machen, das ist eine ganz normale Begleiterscheinung Ihrer Schwangerschaft. Auch die Übelkeit, die nicht nur am Morgen auftauchen kann, ist ein normaler Vorgang im Körper einer werdenden Mutter. Ihr Körper arbeitet gerade auf Hochtouren, und Sie stehen am Anfang einer unvergesslichen Reise, die Sie und Ihren gesamten Körper an die Belastungsgrenzen bringen kann. Seien Sie nachsichtig und achtsam mit sich selbst, und denken Sie daran, dass die Beschwerden nicht von Dauer sind. Legen Sie sich hin, wann immer Sie sich müde fühlen, oder gönnen Sie sich zumindest Ruhepausen, in denen Sie neue Kraft tanken können. Die meisten Frauen verspüren eine Besserung, sobald der nächste Monat ihrer Schwangerschaft anbricht.

Um den positiven Schwangerschaftstest bestätigen zu lassen, können Sie zu Ihrer Frauenärztin gehen. Diese wird Sie untersuchen und mit Ihnen einen ausführlichen Fragebogen durchgehen, bei dem Sie beantworten müssen, ob und welche Vorerkrankungen Sie haben und welche Risikofaktoren es bei Ihnen oder in Ihrer Familie gibt. In der Regel wird auch Ihr Blut und Ihr Urin untersucht und eine eventuell vorhandene Rhesus-Unverträglichkeit bestimmt.

Nachdem Ihr Embryo mithilfe von Ultraschall untersucht wurde, werden alle Ergebnisse in Ihrem Mutterpass vermerkt. Einige Frauenärztinnen händigen diesen erst nach der 12. Schwangerschaftswoche aus, wenn die erste riskante Phase vorüber ist. Sofern bei Ihnen keine Risikoschwangerschaft diagnostiziert wird, steht es Ihnen frei, ob Sie die ärztlichen Untersuchungen von Ihrer Frauenärztin durchführen lassen wollen oder eine Hebamme für die Betreuung während der gesamten Schwangerschaft wünschen.

Wenn Sie zu diesem Zeitpunkt schon wissen, dass Sie eine außerklinische

Geburt wünschen, informieren Sie sich über Angebote der Geburtshäuser oder die Möglichkeit einer Hausgeburt. Auch wenn Sie dies bislang nicht in Betracht gezogen haben, schadet es sicher nicht, sich einmal darüber schlau zu machen und zu sehen, was es für alternative Geburtsorte und -praktiken gibt.

Der 3. Schwangerschaftsmonat

Von Tag zu Tag sieht der Embryo einem Baby immer ähnlicher: Der Kopf nimmt an Umfang zu, und auch die Beine sind immer deutlicher zu erkennen. Zum Finale der 10. Woche sind alle Organe angelegt, und Ihr heranwachsendes Baby ist nun kein Embryo mehr, sondern heißt ab sofort Fötus.

Zum Ende des dritten Monats ist der Fötus in Ihrem Bauch bereits so groß wie eine Aprikose und übt fleißig, seine Fäustchen zu ballen und mit den winzigen Zehen zu wackeln.

Für viele werdende Eltern eine Zeit des Aufatmens: Ab dem 3. Monat sinkt das Risiko einer spontanen Fehlgeburt.

Bis zum Ende des 3. Schwangerschaftsmonats steht das sogenannte Ersttrimester-Screening auf dem Programm. Gewicht und Blutdruck der werdenden Mutter werden gemessen und im Mutterpass festgehalten. Außerdem werden Urin und Blut untersucht. Dadurch werden Versorgungsmängel für das Baby sowie Risikofaktoren für Schwangerschaftskomplikationen ausgeschlossen oder bei Bedarf zu einer entsprechenden Nahrungsergänzung geraten. Auch die Lage der Gebärmutter sowie der Muttermund werden untersucht. In einer Ultraschalluntersuchung wird Ihr Baby vermessen und sein Entwicklungsstand kontrolliert. Auf Ihren Wunsch oder auf Anraten Ihrer Frauenärztin können gezielte Ultraschalluntersuchung der verschiedenen Organe oder die Messung der Nackentransparenz erfolgen.

Ab jetzt brauchen Sie nicht mehr so stark darauf zu achten, Lebensmittel mit einem hohen Anteil an Folsäure zur Vorbeugung einer Fehlbildung zu sich nehmen, da Ihr Baby nun nicht länger der Gefahr eines Neuralrohrdefekts ausgesetzt ist.

Sie haben einen wichtigen Meilenstein erreicht, und Morgenübelkeit, Sodbrennen und andere unangenehme Begleiterscheinungen nehmen meistens deutlich ab. Spätestens im zweiten Trimester beginnt für die meisten zukünftigen Mamas die Zeit der Erholung von den anfänglichen Turbulenzen.

Bei einigen Frauen zeichnet sich nun eine erste zarte Babybauchrundung ab, und auch die Brüste wachsen sichtbar. Der weibliche Busen kann in der Zeit sehr empfindlich sein und sich schwer anfühlen. Berühren Sie Ihren Bauch, wird Ihr Baby es spüren. Ein guter Moment also, Ihr Ungeborenes von außen zu streicheln und sich vorzustellen, wie es wohl aussehen wird.

Eine durchaus positive Veränderung in diesem Stadium der Schwangerschaft: Die meisten Frauen bekommen durch die hormonelle Umstellung eine straffere Haut und dichtes Haar, das wunderschön glänzt. In einigen Fällen führen die Hormone leider zu einer Verschlechterung des Hautbildes – sollten Sie darunter leiden, seien Sie nicht besorgt! Wie viele andere Schwangerschaftsbeschwerden sind diese Veränderung ebenfalls nur von gewisser Dauer und legen sich wieder.

Haben Sie das Gefühl, dass Sie Gerüche viel stärker wahrnehmen als früher? Auch das ist ab dem dritten Monat ganz normal und führt manchmal dazu, dass Sie Lust auf Sachen haben, die sonst nicht auf Ihrem Speiseplan stehen und umgekehrt.

Typische Beschwerden im dritten Schwangerschaftsmonat sind außerdem, dass Sie unter Sodbrennen und Verstopfungen leiden können. Essen Sie daher ausgewogen und setzen Sie auf gesunde Vollkornkost. Auch leichte Sportübungen können jetzt hilfreich sein.

Tipp für den werdenden Vater: Sehen Sie es Ihrer Partnerin nach, wenn sie im Moment auf die Berührung ihrer Brüste nicht so gut zu sprechen ist. Widmen Sie sich lieber dem Bauch und streicheln und liebkosen Sie ihn. Nicht nur Ihre Partnerin freut sich darüber, auch Ihr Baby wird Ihre Berührungen spüren können.

Das zweite Trimester – Willkommen in der Wohlfühlzeit

Der 4. Schwangerschaftsmonat

Endlich beginnt für viele Eltern ein Aufatmen! Die riskanten Zeiten liegen hinter den werdenden Eltern, und das heranwachsende Baby wird in diesem Monat seine Größe verdoppeln und sein Gewicht bis zum Ende des vierten Schwangerschaftsmonat verfünffachen. Aus der „Riesenpflaume" wird eine „Avocado", die mit einem dünnen Fellkleid, dem sogenannten Woll- oder Lanugo-Haar, überzogen ist. Ihr Baby kann seine Stirn runzeln, nuckelt an seinem Daumen und scheint in Ihrem Bauch zu tanzen und Purzelbäume zu schlagen. Wenn Sie möchten, können Sie am Ende dieses Monats das Geschlecht Ihres Kindes erfahren. Ab sofort können Sie auch aktiv mit Ihrem ungeborenen Kind sprechen, denn es nimmt jetzt erste Töne wahr, die durch den Bauch zu ihm durchdringen. Die werdenden Mamas fühlen sich jetzt sehr wohl in ihrer Haut – ein Zustand, der sich in den nächsten zwei Monaten auch nicht grundlegend ändern wird. Viele Frauen erleben diese Zeit als die schönste Zeit der Schwangerschaft – die jetzt allmählich auch äußerlich sichtbar wird. Sagen Sie Müdigkeit und Übelkeit Adieu und freuen Sie sich über ungeahnte Energieschübe.

Da das Baby so rasant wächst, steigt wahrscheinlich Ihr Appetit. Denken

Sie daran, gesund und ausgewogen zu essen, und sündigen Sie nur gelegentlich. Essen Sie häufiger kleine Portionen und bewegen Sie sich ausreichend.

Wenn Sie ganz aufmerksam sind können Sie schon erste zarte Bewegungen Ihres Babys spüren. Sie ähneln einem leichten Blubbern oder Flattern. Spüren Sie noch nichts, sorgen Sie sich nicht – schon ganz bald werden Sie Ihr Kleines mit Sicherheit fühlen.

Wundern Sie sich nicht, wenn Sie schon im vierten Schwangerschaftsmonat die ersten Tropfen Milch verlieren. Ihr Körper beginnt jetzt schon mit der Produktion der nährstoffreichen Vormilch.

Da sowohl Busen als auch Bauch nun immer schneller an Umfang zulegen, denken Sie daran, Ihren Körper regelmäßig einzucremen oder mit einem reichhaltigen Öl zu versorgen. Das mindert die Entstehung von Dehnungsstreifen - ganz verhindern kann sie, trotz verheißungsvoll klingender Versprechen, leider kein Mittelchen. Versuchen Sie, sich über jeden einzelnen Streifen zu freuen, schließlich bedeutet er, dass Ihr Körper ein wahres Wunderwerk vollbringt und Ihr Kind in Ihnen zu einem vollständigen Menschen heranwächst.

Wer noch keine Hebamme gefunden hat, sollte spätestens im vierten Monat intensiv auf die Suche gehen. Auch eine Anmeldung für einen Geburtsvorbereitungskurs darf gerne jetzt in Angriff genommen werden. Tipp für den werdenden Vater: Freuen Sie sich, ab jetzt beginnt die Wohlfühlzeit für Ihre schwangere Partnerin. Wie wäre es mit einem ersten Vater-Kind-Gespräch? Das ist jetzt durchaus möglich, da Ihr Kind Sie bereits hören kann. Oder spielen Sie Ihrem heranwachsenden Nachwuchs doch Ihre Lieblingsmusik vor! Damit festigen Sie schon vor der Geburt das emotionale Band zwischen Ihnen und Ihrem Kind.

Der 5. Schwangerschaftsmonat

Ihr Baby wächst und gedeiht in Ihrem Bauch, seine Füßchen und Ärmchen sowie der Rumpf sind jetzt normal proportioniert, und es hat schon seinen individuellen Fingerabdruck. Die Augen sind zwar noch geschlossen, Wimpern und Lider sind aber schon vorhanden. Am Ende des fünften Schwangerschaftsmonats ist es in etwa so groß wie ein Granatapfel, und manche werdenden Mütter spüren seine Bewegungen jetzt ganz deutlich. Machen Sie sich aber keine Sorgen, falls Sie noch nichts oder nicht jeden Tag Ihr Baby im Bauch spüren. Einige sind deutlich aktiver, andere eher von ruhigem Naturell – beides ist ganz normal.

Mit einem Stethoskop können ab dem fünften Monat die Herztöne Ihres heranwachsenden Babys gehört werden. Um die 20. Woche herum steht ein großer Ultraschall an, bei dem untersucht wird, ob sich alles normgerecht entwickelt hat. Dabei werden Organe und Gliedmaßen genauer unter die Lupe genommen.

Herzlichen Glückwunsch, liebe zukünftige Mutter, die Hälfte Ihrer Schwangerschaft haben Sie geschafft! Ihr Bauch wächst, und vereinzelt kann es zu Rückenbeschwerden kommen. Probieren Sie, auf der linken Seite zu schlafen, und legen Sie sich ein Stillkissen oder ein weiches Kissen zwischen die Beine. Das entlastet den Rücken und lässt Ihr Blut leichter zirkulieren. Zudem sind flache Schuhe und sanfte Rückengymnastik sowie Walking hilfreich gegen die Beschwerden.

Bemerken Sie beim Zähneputzen, dass Ihr Zahnfleisch blutet, ist das kein Grund zur Sorge. Durch die fortschreitende Schwangerschaft lockert Ihr Gewebe auf und wird stärker durchblutet. Salbeetee wirkt dem entgegen und eignet sich wunderbar als Mundspülung. Die stärkere Durchblutung und ein Schub an Hormonen bewirken zudem oft eine laufende Nase. Informieren Sie sich in der Apotheke, welches Nasenspray in der Schwangerschaft bedenkenlos verwendet werden kann, sofern Sie das Gefühl haben, Sie benötigen dies.

Während die einen schwangeren Frauen sich energiegeladen fühlen, verspüren andere eine bleierne Mattheit und finden gleichzeitig schlecht in den Schlaf. Gönnen Sie sich über den Tag genug Ruhephasen und machen Sie gerne ein paar Entspannungsübungen. Das hilft Ihrem Körper, die anstrengenden Zeiten gut zu überstehen, und sorgt für besseren Schlaf.

Nun ist auch der Zeitpunkt gekommen, um Schwangerschaftskleidung zu kaufen, wenn nicht schon geschehen. Ihre Brüste und Ihr Bauch werden immer runder und brauchen mehr Platz. Das muss nicht immer Umstandsmode sein, sondern darf gerne lockere Kleidung sein, die nicht drückt. Schwangere Frauen tragen im Sommer gerne leichte Kleider, im Winter eine wärmende Leggins, die mit einem kuscheligen, langen Pullover kombiniert wird.

Möchten Sie vor der Geburt nochmal verreisen, ist jetzt der beste Zeitpunkt, da die Schwangerschaftsbeschwerden in den nächsten Monaten vermutlich stärker werden und Sie Ihre verdiente Auszeit dann vielleicht nicht mehr so entspannt genießen können.

Wundern Sie sich nicht, wenn Sie bemerken, dass die Brustwarzen und Warzenhöfe dunkler und größer werden. Das ist hormonell bedingt und ein Zeichen dafür, dass sich Ihr Körper auf das Stillen vorbereitet. Nach der Schwangerschaft wird die Pigmentierung allmählich wieder heller, und auch der Umfang Ihrer Warzenhöfe schrumpft wieder zu Ihrer persönlichen Normalgröße zurück.

Auch wenn noch viel Zeit bis zur eigentlichen Geburt ist, übt Ihr Körper schon für den Ernstfall: Es kommt vereinzelt zu Übungswehen. Diese sogenannten Braxton-Hicks-Kontraktionen sind weder für Sie noch für Ihr ungeborenes Kind gefährlich. Werden diese allerdings von Blutungen oder einem harten Bauch begleitet, sollten Sie Ihre Hebamme oder Frauenärztin umgehend darüber informieren.

Tipp für den werdenden Vater: Erkennen Sie, was für eine wundervolle, aber auch anstrengende Arbeit der Körper Ihrer Partnerin gerade leistet, und erinnern Sie sie daran, sich regelmäßig auszuruhen. Am schönsten ist es, wenn Sie sie bei den kleinen Auszeiten im Alltag begleiten und Sie sich gemeinsam auf dem Sofa einkuscheln oder Sie Ihre Partnerin mit frischen und gesunden Snacks verwöhnen. Oder überraschen Sie die werdende Mutter mit einem spontanen Kurztrip an Ihren Lieblingsort.

Der 6. Schwangerschaftsmonat

Das Gehirn Ihres Babys wächst und bildet unentwegt neue Verknüpfungen, um sich auf das Leben außerhalb Ihres Bauches vorzubereiten. Auch die Lunge des Babys reift immer weiter heran, und zum Ende des sechsten Schwangerschaftsmonats hat es die Lungenreife erreicht. Das bedeutet, dass es im Fall einer Frühgeburt bei entsprechender medizinischer Betreuung gute Überlebenschancen hat.

Viele werdende Mütter spüren jetzt deutlich, wie sich bei ihrem Baby die aktiven Phasen von den ruhigen Phasen unterscheiden. Das ungeborene Kind entwickelt einen ganz eigenen Schlaf- und Wachrhythmus. Dieser kann sich bis zur Geburt und auch danach noch öfter ändern. So kann es passieren, dass Ihr ungeborenes Kind genau dann wach ist, wenn Sie schlafen wollen.

Größentechnisch macht es immer größere Sprünge und legt auch immer schneller an Gewicht zu. Zum Ende des sechsten Monats ist es in etwa so groß wie eine Grapefruit und so schwer wie eine Kokosnuss.

Durch das Trinken des Fruchtwassers schmeckt Ihr Baby, was Sie gegessen haben, und entwickelt so seinen Geschmackssinn. Denken Sie daran, sich ausgewogen und vielfältig zu ernähren. So führen Sie Ihr ungeborenes Kind an die Geschmacksvielfalt heran.

Die Bewegungen Ihres Kindes können Sie jetzt schon deutlich spüren, und wenn es tritt oder Sie von innen knufft, können Sie kleine Wölbungen an Ihrem Bauch entdecken. Hat Ihr Baby Schluckauf, werden Sie das fühlen können. Machen Sie sich keine Sorgen, das ist ganz normal und kommt vom „Ein- und Ausatmen" des Fruchtwassers.

Den meisten Schwangeren geht es in diesem Schwangerschaftsmonat gut, auch wenn sie immer mehr spüren, dass das Wachstum ihres Babys im Mutterleib mit Rückenschmerzen einhergeht. Ab diesem Monat sind langes Stehen und das Heben von schweren Lasten absolut tabu. Als Richtwert: Alles, was über fünf Kilo wiegt, darf gern jemand anderes tragen oder heben. Haben Sie bis jetzt noch nicht so viel Zeit in das Training Ihres Beckenbodens gesteckt, ist es jetzt höchste Eisenbahn, damit anzufangen. Eine starke Beckenbodenmuskulatur ist nicht nur bei der Geburt hilfreich, sie beugt auch gesundheitlichen Problemen wie Schmerzen, Lageveränderungen von Gebärmutter, Blase oder Enddarm sowie Inkontinenz und Hämorrhoiden vor.

Heißhungerattacken wie zu Beginn der Schwangerschaft kommen jetzt allmählich wieder. Tatsächlich ist der Kalorienbedarf inzwischen um etwa 500 kcal höher als vor der Schwangerschaft. Aber Vorsicht: das sollte Sie nicht zum maßlosen Schlemmen verleiten! Eine Tafel Schokolade oder eine Packung Fruchtgummi übersteigt den zusätzlichen Energiebedarf bereits. Ein Vollkornbrot mit Käse genügt als Extraportion.

Leiden Sie vermehrt unter Muskelschmerzen, kann das ein Hinweis auf einen Magnesiummangel sein. Auch Magen- oder Muskelkrämpfe sind ein relativ deutliches Zeichen für eine Mangelerscheinung. Fleisch, Fisch, grünes Gemüse sowie Vollkorn- und Milchprodukten sind natürliche Magnesiumlieferanten. Reicht die zugeführte Menge nicht aus, wird Ihre Hebamme oder Frauenärztin Ihnen ein Magnesium-Präparat empfehlen. Erhöhte Schwindelattacken sind ein Zeichen für Eisenmangel, der überprüft werden sollte. Nehmen Sie bitte niemals selbstständig Präparate ein, und sprechen Sie jede Form der Nahrungsergänzung mit Ihrer betreuenden Fachkraft ab.

Setzen Sie sich gedanklich mit Ihrer bevorstehenden Geburt auseinander, indem Sie sich überlegen, wo Sie entbinden möchten und wen Sie an Ihrer Seite wissen wollen. Klinik, Geburtshaus oder Hausgeburt mit dem Partner, der eigenen Mutter oder einer nahestehenden Freundin – die Möglichkeiten sind vielfältig. Schauen Sie sich ruhig mehrere Optionen an und entscheiden Sie sich für den Ort, an dem Sie sich am wohlsten fühlen.

Das dritte Trimester – Der Endspurt beginnt

Der 7. Schwangerschaftsmonat

Ihr Baby nimmt immer weiter und immer schneller zu, und es wächst immer weiter in die Länge. Am Ende des siebten Schwangerschaftsmonats ist es schon ungefähr so groß wie eine Aubergine und wiegt dann fast ein Kilo.

Es kann nun schon auf Licht reagieren, das von außen auf den Bauch scheint. Musik und liebe Worte dringen ebenfalls immer deutlicher durch die Bauchdecke zu Ihrem Kind, und es kann darauf reagieren und sich Ihnen sogar zuwenden. Und auch wenn es sich für Sie nicht so anfühlt: Ihr Baby hat noch genug Platz in Ihrem Bauch, um Saltos zu schlagen und sich bequem in alle Richtungen zu bewegen. Erst wenn Ihre Schwangerschaft weiter voranschreitet, wird es für Ihr Baby im Mutterleib allmählich immer enger.

Bei einem ungeborenen Kind sind im siebten Schwangerschaftsmonat alle lebenswichtigen Funktionen soweit ausgebildet, dass es mit medizinischer Hilfe auch außerhalb des Bauches seiner Mutter überleben könnte. Etwa nach der Monatshälfte öffnet es seine Augen, die zunächst bei allen Babys blau sind.

Das kindliche Gehirn reift immer weiter heran, und einige Wissenschaftler sind der festen Überzeugung, dass ein Baby jetzt seine ersten Träume erlebt. Sein Immunsystem wird durch Antikörper aus dem Blut seiner Mutter ausgebildet und gestärkt für das Leben außerhalb des Mutterleibes.

Im siebten Monat angekommen, werden die körperlichen Herausforderungen für Sie spürbar größer. Die Gebärmutter dehnt sich jetzt immer mehr in Richtung Brustkorb aus und drückt auf die inneren Organe wie die Lunge. Wundern Sie sich daher nicht, wenn Sie sich kurzatmig fühlen.

Im Idealfall haben Sie bis jetzt sieben bis elf Kilogramm zugenommen. Sollte Ihre Waage etwas mehr anzeigen, machen Sie sich keine Gedanken. Nur, wenn Sie deutlich über dem Wert liegen, sollten Sie mit Ihrer Hebamme oder Frauenärztin darüber sprechen und Ihre Ernährungsgewohnheiten nochmal auf den Prüfstand stellen. Bis zum Ende Ihrer Schwangerschaft werden noch gut fünf Kilogramm hinzukommen.

Vermeiden Sie aber auf jeden Fall eine strenge oder gar einseitige Diät! Ihr Körper speichert wichtige Fettreserven, die er während und nach der Geburt dringend brauchen wird. Eine gezielte Ernährung kann Ihnen dabei helfen, dass Ihr Körper weniger Wasser einlagert und somit weniger Schwangerschafts-Ödeme entstehen. Fisch, Milchprodukte und eine eiweißreiche Ernährung sind daher zu empfehlen. Denken Sie daran, viel zu trinken, am besten Wasser oder ungesüßte Tees, denn das Fruchtwasser wird von Ihrem Körper alle zwei Stunden einmal komplett ausgetauscht.

Die typischen Schwangerschaftsbeschwerden für diesen Monat sind Rücken- und Steißbeinschmerzen sowie Ischias-Symptome. Außerdem erleben einige Frauen ein erneutes Aufflammen von Sodbrennen, welches Sie vielleicht schon aus den ersten Wochen Ihrer Schwangerschaft kennen. Durch den erhöhten Druck auf die Blase müssen Sie zudem häufiger auf die Toilette, und die Beine fühlen sich öfter müde und schwer an.

Wird Ihnen übel, wenn Sie auf dem Rücken liegen? Auch das ist kein Grund zur Besorgnis, sondern ein normaler, wenn auch unangenehmer Begleiter Ihrer voranschreitenden Schwangerschaft. Liegen Sie auf öfter der Seite und nehmen Sie Kissen zur Hilfe, um eine angenehme Position zu finden.

Einige Schwangere berichten, dass Sie im siebten Schwangerschaftsmonat vermehrt intensive und manchmal erschreckende Träume durchlebt haben. Das liegt an den Hormonen, die dann auf Hochtouren arbeiten, wenn Sie schlafen möchten. Durch diesen hormonellen Anstieg wird Ihr Körper auf die Wehen vorbereitet und gleichzeitig Ihr Baby zur Bewegung angeregt. Können Sie dadurch nachts nicht schlafen legen Sie sich tagsüber immer wieder hin und ruhen Sie sich aus, wenn Ihnen danach ist.

In einem Geburtsvorbereitungskurs werden Sie und eventuell auch Ihr Partner über mehrere Wochen auf die Geburt vorbereitet. Die meisten beginnen im siebten Schwangerschaftsmonat und finden an einem festen Abend in der Woche statt. In der Regel richten sich die Kursangebote an die werdende Mutter, doch auch für den zukünftigen Vater und Geburtsbegleiter ist es sinnvoll, daran teilzunehmen. Buchen Sie einen speziellen Partnerkurs oder achten Sie darauf, dass wenigstens an einem oder zwei Tagen Ihr Partner dabei sein darf, um seine offenen Fragen zu klären. Gleichzeitig treten Sie in Kontakt mit anderen Eltern, und nicht selten entstehen hier Freundschaften fürs Leben.

Überlegen Sie sich außerdem langsam, was Sie an Erstausstattung für Ihr Baby besorgen wollen, und planen Sie allmählich das künftige Kinderzimmer. Auch wenn Ihr Baby die ersten Wochen nach der Geburt kein eigenes Zimmer braucht, werden Sie froh sein, wenn die Grundausstattung schon vorhanden ist und Sie nicht mit Ihrem Baby in die Einrichtungshäuser müssen.

Haben Sie bereits eine Hebamme, die Sie in der Schwangerschaft begleitet und auch bei der Geburt im Krankenhaus unterstützen soll, dann informieren Sie die gewünschte Einrichtung jetzt darüber. Für eine Geburt im Geburtshaus oder eine Hausgeburt ist dies in der Regel nicht notwendig, da ersteres Ihnen eine eigene Hebamme zur Seite stellen wird, und bei einer Hausgeburt stellen Sie sich Ihre Geburtshelfer selbst zusammen. Besprechen Sie bei einer geplanten Hausgeburt alle Einzelheiten mit Ihrer begleitenden Hebamme. Auch die häusliche Betreuung durch eine Nachsorge-Hebamme sollte die werdende Mutter spätestens in diesem Monat organisieren.

Tipp für den werdenden Vater: Streicheln Sie den Bauch Ihrer Partnerin, werden Sie vielleicht etwas Unvergessliches erleben: Ihr Kind bewegt sich auf Ihre Hand zu, und Sie können das deutlich spüren. Einige Kinder reagieren mit sanften Knuffen oder Tritten auf die Berührung, und auch die Stimme des Vaters wird ihm immer vertrauter. Reden Sie gerne mit Ihrem ungeborenen Kind, lesen Sie ihm ein Buch vor oder singen Sie ein Lied. Das stärkt die Vater-Kind-Beziehung bereits im Bauch der Mutter.

Der 8. Schwangerschaftsmonat

Wahrscheinlich fühlt sich Ihr Baby im Bauch mit seinem ganzen Kilo, was es zum Anfang des achten Monats auf die Waage bringt, schon sehr schwer an. In den kommenden Wochen wird es sein Gewicht bis zur Geburt noch verdreifachen. Am Ende des achten Monats ist es ungefähr so groß wie eine Ananas. Die Fruchtblase hat nun ihre volle Größe erreicht und ist mit einem Liter Fruchtwasser gefüllt, was Sie Ihrerseits beim Gang auf die Waage feststellen dürften. Im weiteren Verlauf Ihrer Schwangerschaft nimmt das Volumen wieder ab, wenn das Baby im Mutterleib weiter heranwächst und schon bald den ganzen Uterus ausfüllt.

Die Entwicklung der inneren Organe ist beim ungeborenen Kind nun vollständig abgeschlossen. Fuß- und Fingernägel haben ihre endgültige Form angenommen. Der Kopf erlebt in diesem Schwangerschaftsmonat einen weiteren Wachstumsschub, und einige Babys nehmen bereits die Geburtsposition ein.

Das Immunsystem des ungeborenen Kindes wird immer stärker, da Ihr Baby über die Plazenta und Nabelschnur wichtige Antikörper von Ihrem Körper erhält, die es für sein Leben außerhalb des Bauches vorbereiten. Ihr Baby legt Energiereserven an, die sich später als Babyspeck zeigen, während die Haut sich immer weiter glättet und eine rosige Farbe annimmt. Während das weiche Lanugo-Haar allmählich verschwindet, sind Augenbrauen und Wimpern vollständig vorhanden.

Da Ihr Kleines immer größer und größer wird, kann es sich nicht mehr so frei in Ihrem Bauch bewegen. Dafür sind seine Bewegungen immer deutlicher zu spüren, und Sie können deutliche Wölbungen auf Ihrer Bauchdecke erkennen, wenn Ihr Kind Sie knufft oder tritt.

Die Lungenreifung schreitet im achten Schwangerschaftsmonat weiter voran. Die Lungen des Babys sind jetzt fähig, sich komplett aufzublähen. Die Substanz, die das Zusammenfallen und Verkleben der Lungenbläschen verhindert – das Surfactant – wird jetzt immer mehr produziert.

Nach acht Monaten Schwangerschaft wünschen sich viele werdenden Mütter ein baldiges Ende herbei. Sie haben schon das meiste geschafft, und auch die letzten Wochen werden schnell rumgehen. Nutzen Sie die Zeit, um sich zu entspannen, eine Serie von Anfang bis Ende zu gucken oder stundenlang mit einer Freundin zu telefonieren. Das sind Privilegien, auf die sie nach der Geburt erstmal eine Weile verzichten müssen.

Der wachsende Energiebedarf, den Ihr Baby im Mutterleib nun hat, macht sich bei Ihnen durch einen gesteigerten Appetit bemerkbar. Gleichzeitig ist es durch den vermehrten Druck auf Ihre inneren Organe und damit auch den Magen-Darm-Trakt schwierig geworden, große Mengen auf einmal zu essen. Versuchen Sie daher, mehrmals am Tag kleine Portionen zu sich zu nehmen, und denken Sie daran, sich ausgewogen und gesund zu ernähren.

Während sich einige schwangere Frauen im achten Monat noch sehr fit fühlen, klagen andere über Müdigkeit, Kurzatmigkeit, Wassereinlagerungen oder schwere Beine. Leiden Sie unter den Beschwerden, können sanfte Sporteinheiten, Schwangerschaftsyoga oder Schwimmen helfen, Ihnen Linderung zu verschaffen.

Im achten Schwangerschaftsmonat steht das dritte große Ultraschallscreening an, bei dem neben dem allgemeinen Wohlbefinden der werdenden Mutter und des ungeborenen Babys die Lage der Plazenta eine wichtige Rolle spielt.

Erledigen Sie jetzt alle wichtigen Behördengänge und beantragen Sie Elterngeld und Mutterschaftsgeld. Für Ihre Krankenkasse und Ihren Arbeitgeber erhalten Sie Bescheinigungen, die Sie zeitnah einreichen müssen. Die Geburtsurkunde wird später nachgereicht.

Tipp für den werdenden Vater: Beantragen Sie jetzt schon Urlaub für die Geburt und die Zeit danach. Vielleicht können Sie mit Ihrem Arbeitgeber vereinbaren, dass Sie den Urlaub flexibel beginnen können, da kaum ein Baby sich an den errechneten Entbindungstermin hält. Planen Sie genug Zeit nach der Geburt ein, in der Sie Ihre Partnerin unterstützen und Ihr neugeborenes Kind in Ruhe kennenlernen können.

Der 9. Schwangerschaftsmonat

In den letzten Wochen vor der Geburt fühlt es sich vielleicht so an, als würden Sie einen ausgewachsenen Kürbis in Ihnen herumtragen. Da liegen Sie gar nicht so falsch: In etwa dieselbe Größe und das gleiche Gewicht hat Ihr ungeborenes Kind tatsächlich zum Ende des neunten Schwangerschaftsmonats erreicht.

Seine Knochen härten weiter aus, nur die Schädelknochen bleiben weich und biegsam. Sie halten vorerst durch innere und äußere Hautschichten zusammen, damit es gut durch den Geburtskanal gleiten kann. Da Ihr

Kind immer weniger Bewegungsfreiheit in Ihrem Bauch genießt und an die Wand des Uterus stößt, können Sie seine Bewegungen sehr stark spüren.

Circa in der Mitte des neunten Schwangerschaftsmonats ist die Lungenreifung komplett abgeschlossen, und Ihr Baby hat bei einer verfrühten Geburt sehr hohe Überlebenschancen. Spätestens jetzt rutschen die meisten ungeborenen Kinder in das Becken ihrer Mutter und nehmen die endgültige Geburtsposition ein.

Sein Gehirn wächst immer weiter, und die Nervenzellen verknüpfen sich unentwegt, während bestimmte Verdauungsenzyme aktiviert werden, damit das Baby die Muttermilch gut verträgt. Im Darm des Babys wird das Kindspech – auch Mekonium genannt – abgelagert, das nach der Geburt als der erste Stuhlgang ausgeschieden wird. Dabei handelt um eine Mischung aus Haut- und Schleimhautzellen, Käseschmiere, verschluckten Haaren und eingedickter Gallenflüssigkeit.

Der Körper der werdenden Mutter bereitet sich immer weiter auf die nahende Geburt vor. Sie spüren Senkwehen, die sich als leichtes Ziehen im Beckenbereich bemerkbar machen. Verspüren Sie dieses Ziehen, wissen Sie, dass Ihr Kind sich immer weiter in Richtung Becken schiebt. Ein gutes Zeichen also!

Auch Ihre Brüste bereiten sich auf die Zeit nach der Schwangerschaft vor und sondern vielleicht immer wieder Vormilch ab. Das kann bei einigen Frauen stärker, bei anderen weniger stark ausgeprägt sein und sagt nichts darüber aus, ob Sie genug oder gar zu wenig Milch zum Stillen haben. Letzteres ist zwar eine weit verbreitete Annahme, aber Frauen, die nach einer natürlichen Geburt tatsächlich zu wenig Muttermilch produzieren, um ihr Kind zu ernähren, gibt es kaum.

Alle Frauen, die bis jetzt arbeiten gegangen sind: In der 34. Woche beginnt der Mutterschutz, und Sie werden bis zur achten Woche nach der Geburt von der Arbeit freigestellt. In dieser arbeitsfreien Zeit müssen Sie aber nicht auf ein Einkommen verzichten: Ihre Krankenkasse zahlt das Mutterschaftsgeld, den Differenzbetrag zum eigentlichen Nettoeinkommen übernimmt der Arbeitgeber. Bis zur Geburt können Sie auf eigenen Wunsch weiterarbeiten, müssen dafür aber mit Ihrem Arbeitgeber eine Ausnahmeregelung vereinbaren. Besser beraten sind Sie jedoch damit, sich jetzt nochmal die Auszeiten zu gönnen, die Sie brauchen, und sich mental auf die Geburt vorzubereiten.

Nach der Geburt gilt ein absolutes Beschäftigungsverbot bis zum Ende des Mutterschutzes. Besprechen Sie jetzt mit Ihrem Arbeitgeber, wie lange Sie in die Elternzeit gehen möchten, und planen Sie Ihre Rückkehr aus der Babypause.

Im vorletzten Schwangerschaftsmonat kann es zum sogenannten „Zeichnen" kommen. Dabei löst sich der Schleimpfropf, der bisher den Muttermund fest verschlossen hat. Das Zeichnen kann von einem leicht blutigen Ausfluss begleitet werden. Bis zur Geburt kann es aber noch mehrere Wochen dauern.

Wenn Sie zeitgleich regelmäßige und allmählich stärker werdende Wehen spüren, ist das ein Zeichen dafür, dass der Geburtsprozess beginnt. Kontaktieren Sie in diesem Fall bitte umgehend Ihre Hebamme oder Ihre behandelnde Frauenärztin.

Beginnen Sie gerne jetzt schon, Ihre Entbindungstasche zu packen, und entscheiden Sie, wer Sie bei der Geburt begleiten darf. Das muss nicht immer zwingend der werdende Vater sein, wenn er sich eine Geburtsbegleitung partout nicht vorstellen kann. Nehmen Sie es ihm nicht übel, sondern sprechen Sie offen und ehrlich über Ängste und Sorgen. Sie sind am besten beraten, jemand bei sich zu wissen, der sie aktiv unterstützen kann und der sich traut, die Verantwortung zu übernehmen, Sie bei diesem besonderen Erlebnis zu begleiten und, wenn nötig, für Ihre Rechte einzustehen.

Tipp für den werdenden Vater: Ihrer Partnerin wird es allmählich schwerer fallen, die Aufgaben im Haushalt zu übernehmen. Schon das Tragen einer schweren Einkaufstasche kann sie sehr stark fordern. Übernehmen Sie einen Großteil der Aufgaben und sehen Sie es Ihrer Partnerin nach, wenn Sie mit dem nahenden Geburtstermin nicht mehr so mobil ist. Packen Sie gemeinsam mit ihr die Entbindungstasche und überlegen Sie sich, was Sie als Geburtsbegleiter brauchen, um Ihre Partnerin gut zu unterstützen. Seien Sie auch nicht traurig, wenn Ihre Partnerin sich jemand anderes für die Geburtsbegleitung wünscht. Das hat nichts mit Ihrer Paarbeziehung zu tun. Sie können vereinbaren, dass Sie umgehend kontaktiert werden, wenn Ihr Baby geboren wurde.

Der 10. Schwangerschaftsmonat

Der letzte Schwangerschaftsmonat bricht an, und mit ihm beginnt nicht selten das große Warten. An dem errechneten Geburtstermin werden übrigens nur etwa fünf Prozent der Kinder geboren. Die meisten Babys kommen im Verlauf von 14 Tagen vor oder nach dem errechneten Termin auf die Welt.

Überschreiten Sie die 41. Schwangerschaftswoche, gilt Ihr Baby als übertragen. Normalerweise ist das kein Grund zur Sorge. Eine eventuelle Geburtseinleitung sollte sorgfältig besprochen werden und nur dann stattfinden, wenn eine tatsächliche Gefahr für Ihr ungeborenes Kind besteht. Ein Baby im Bauch nimmt zum Ende der Schwangerschaft nochmal um die 500 Gramm pro Woche zu, und die Fettschicht, die es später wärmt, baut sich immer weiter auf. Zum Zeitpunkt der Geburt wird der Anteil des Körperfettes ungefähr 15 Prozent des gesamten Körpergewichts Ihres Neugeborenen betragen. Die Leber Ihres ungeborenen Kindes speichert Stärke, die nach der Geburt in Traubenzucker umgewandelt wird und Ihr Baby in den ersten Tagen außerhalb Ihres Bauches versorgen wird. Die Käseschmiere verschwindet allmählich genauso wie die Reste der Lanugo-Behaarung und werden nach der Geburt von Ihrem Baby mit dem

Kindspech ausgeschieden. Die Lunge produziert jetzt Kortisol, damit sie sich beim ersten Atemzug Ihres Kindes vollständig entfalten kann

Womöglich spüren Sie, dass sich Ihr Kind im Bauch nicht mehr so viel bewegt. Seine Bewegungsfreiheit ist nun massiv eingeschränkt, und es liegt größtenteils in der Fötus-Stellung und schläft. Durch Ihre Bewegungen und die immer wiederkehrenden Senkwehen wird es sanft massiert. Einige Frauen berichten davon, dass sie besonders in den Abendstunden und in der Nach gespürt haben, wie sich ihr Kind im Mutterleib versucht hat zu strecken.

Spüren Sie in sich hinein, welches Gefühl ist bei Ihnen vorherrschend: Angst oder Freude? Beide sind so kurz vor der Geburt ganz normal. Besonders bei Erstgebärenden kommen Sorgen darüber auf, wie die Geburt verlaufen wird und ob Sie die Geburtswehen richtig deuten können. Lassen Sie sich beruhigen: Wenn es wirklich losgeht, werden Sie es ganz sicher merken. Sie spüren dann einen klaren Unterschied zu den Übungs- und Senkwehen, die Sie bereits kennen. Die Eröffnungswehen kommen in immer regelmäßiger werdenden Abständen und in immer kürzeren Intervallen. Anfangs erinnern die Schmerzen an starke Menstruationsbeschwerden, die stetig intensiver werden. Bleiben Sie in Bewegung und finden Sie eine Position, in der Sie die Kontraktionen gut verkraften können. Für viele Frauen ist das der aufrechte Stand oder die weiter vorne im Buch vorgestellte tiefe Hocke.

Die Geburt wird ein besonderes Ereignis, das Sie mit den richtigen Entspannungstechniken, einer wohl überlegten Wahl des Geburtsortes und einem liebevollen Geburtsbegleiter als etwas Positives erleben können. Sie haben in den letzten Monaten bereits so viel geschafft und werden bald für alle Mühen belohnt, wenn Sie das erste Mal Ihr Kind in den Armen halten.

Sehen Sie die bevorstehende Geburtsarbeit als ein Prozess an, der in einzelne Etappen unterteilt ist, und in denen Ihnen immer wieder Phasen der Entspannung gegönnt werden.

Haben Sie sich für eine Geburt im Krankenhaus entschieden, bleiben Sie so lange wie möglich zuhause. Erst, wenn die Wehen im Abstand von zehn bis fünfzehn Minuten kommen, können Sie Ihre Tasche schnappen und sich auf den Weg machen.

Tun Sie sich etwas Gutes, wenn Sie bemerken, dass die Geburt bald beginnt. Essen Sie energiereiche Snacks, trinken Sie einen wohltuenden Tee und lassen Sie sich, wenn Sie das wünschen, nochmal von Ihrem Partner massieren. Für Sie als werdende Mutter gilt es jetzt, noch einmal Kraft für die Geburtsarbeit zu tanken.

Tipp für den werdenden Vater: Bald ist es soweit und Sie können Ihr Kind in den Armen halten. Bis dahin ist es nur noch ein kurzer Weg. Viele Frauen erleben einen „Nestbautrieb" und möchten alles für ihr Kind herrichten. Planen und helfen Sie Ihrer Partnerin dabei. Begleiten Sie Ihre Partnerin bei der Geburt, denken Sie daran, für sie und auch sich selbst gesunde Snacks, die Entbindungstasche und eine große Thermoskanne Kaffee mitzunehmen. Letzteres ist hilfreich, wenn die Geburtsarbeit länger dauert als erwartet. Bleiben Sie entspannt und seien Sie der Ruhepol, den Ihre Partnerin braucht, um gut durch die Geburtsphasen zu kommen.

Kapitel 6 – Sanfte Heilmittel gegen typische Schwangerschaftsbeschwerden von A – Z

Viele Schwangere haben nicht nur am Anfang mit Übelkeit, Erbrechen und Sodbrennen zu kämpfen. Im Verlauf der Schwangerschaft gesellen sich andere Beschwerden wie Rückenschmerzen oder Krampfadern hinzu. Das ist ganz normal und gehört für die meisten werdenden Mütter zum Alltag. Damit Sie gut mit der körperlichen Veränderung und den temporären Folgen umgehen können, finden Sie im Nachfolgenden allgemeine Empfehlungen, wie Sie Ihr Wohlbefinden steigern können. Bei sehr starken Beschwerden wenden Sie sich bitte an Ihre Hebamme oder Ihren Frauenarzt.

Blasenentzündung

Da die Gefäße im Verlauf der Schwangerschaft weiter werden, können Keime leichter aufsteigen und eine unangenehme Blasenentzündung verursachen. Viel trinken hilft genauso gut gegen die Beschwerden wie Füße und Unterleib warm halten. Cranberry- oder Preiselbeersaft erschweren es den verursachenden Bakterien, sich in Ihrer Blase festzusetzen. Ein Tee aus Schafgarbenblüten oder Goldrute unterstützt Sie von innen, eine Wärmflasche auf dem Unterbauch von außen. Zitronensaft hilft mit seiner Säure, die Bakterien zu zerstören, wenn er eine Woche lang jeden zweiten Tag getrunken wird. Eine ausreichende Menge erhalten Sie, wenn Sie es schaffen, über den Tag verteilt den Saft von drei bis vier ausgepressten Zitronen zu trinken.

Blasenschwäche

Viele Frauen berichten von einem ständigen Drang, auf die Toilette zu müssen. Das ist vor allem durch die hormonellen Veränderungen bedingt sowie eine Folge des höheren Gewichts und des Babys, die auf die Blase drücken. Ein gut trainierter Beckenboden ist hier Gold wert. Gegen ein ungewolltes Malheur kann folgendes helfen: Merken Sie, dass Sie niesen, husten oder lachen müssen, probieren Sie, Ihren Körper ganz aufrecht zu halten. Zur Verstärkung dieser Übung können Sie das Kinn anheben und den Kopf über eine Schulter drehen, während Sie zusätzlich den Beckenboden anspannen.

Blutdruck

Ein niedriger Blutdruck, der nicht krankheitsbedingt ist, wird von vielen schwangeren Frauen als unangenehm empfunden. Oft ist der Wert niedriger, weil einerseits die Blutgefäße vergrößert sind und andererseits viele Frauen zu wenig in der Schwangerschaft trinken. Auch mangelnde Bewegung kann einen niedrigen Blutdruck verursachen. Daher: Bewegen Sie sich moderat und an Ihren Zustand angepasst auf dem Fahrrad, gehen Sie spazieren oder machten Sie leichte Gymnastikübungen. Trinken Sie ausreichend und machen Sie regelmäßig Wechselduschen. Wem Wechselduschen zu unangenehm sind, der kann ein paar Tropfen Rosmarinöl mit ins Badewasser geben, um den Blutdruck in Schwung zu bringen.

Eisenmangel

Damit Ihr Körper für die Versorgung Ihres ungeborenen Babys mehr Blutvolumen bilden kann, nimmt er mehr Wasser in den Blutkreislauf auf. Dadurch sinkt die Konzentration aller Bestandteile Ihres Blutes. Das ist ein ganz normaler Vorgang im Körper einer Schwangeren. Um einem Eisenmangel entgegenzuwirken, sollten Sie den Konsum von Kaffee, schwarzem Tee und Zucker weitestgehend meiden oder ganz reduzieren. Helfen Sie Ihrem Körper, Eisen aufzunehmen, und kombinieren Sie eisenhaltige Lebensmittel mit jenen, die Vitamin C enthalten. Studentenfutter zusammen mit Apfelsaft essen oder zum Steak ein Glas Organgensaft trinken: das fördert die Eisenaufnahme. Wird ein Eisenmangel festgestellt, wird Ihre Hebamme oder Frauenärztin Sie über passende Medikamente beraten.

Erschöpfung

Da Ihr Körper auf Hochtouren arbeitet, ist es nicht ungewöhnlich, dass Sie sich an manchen Tagen sehr erschöpft und müde fühlen. Erlauben Sie sich Ruhepausen und Auszeiten, wann immer Ihr Körper danach verlangt. Fühlen Sie sich am Arbeitsplatz überfordert, lassen Sie sich krankschreiben. Ist der Haushalt zu viel, dann stellen Sie eine Haushaltshilfe ein.

Geruchsempfindlichkeit

Um Ihr ungeborenes Kind im Mutterleib zu schützen, nimmt Ihr Körper Gerüche viel stärker wahr als vor der Schwangerschaft. Das ist ein natürlicher, hormonell gesteuerter Vorgang, der nach der Schwangerschaft wieder abschwächt. Steuern Sie mit angenehmen Gerüchen dagegen: Lavendelsäckchen, der Lieblingsduft oder duftende Blumen können den Fokus auf etwas Schönes lenken.

Hüftschmerzen

Wachen Sie am Morgen öfter auf und haben Schmerzen in der Hüfte? Der Grund hierfür ist, dass Ihre gewohnte Matratze das zusätzliche Gewicht nicht immer kompensieren kann. Probieren Sie, sich ein kleines Kissen unter Ihren Hüftknochen zu legen, oder platzieren Sie ein Stillkissen zwischen Ihren Oberschenkeln.

Juckreiz

Bei unbekanntem Juckreiz, der weder allergiebedingt noch auf ein neues Waschmittel zurückzuführen ist, handelt es sich vermutlich um eine Stauung von Galle in der Leber. Legen Sie zur Linderung einen Waschlappen auf die betroffene Stelle, der vorher in lauwarmes Essigwasser (Verhältnis 1:1) gelegt wurde. Überprüfen Sie, ob Sie eventuell neue Kosmetik im Haus haben, oder ob Ihr verwendetes Schwangerschafts-Öl Stoffe enthält, auf die Ihre Haut empfindlich reagiert. Bei anhaltendem Juckreiz sprechen Sie mit Ihrer Hebamme oder behandelnden Frauenärztin.

Kontraktionsneigung

Bei voranschreitender Schwangerschaft werden Sie immer öfter Wehen spüren. Das ist normal, solange Sie dabei keine sehr starken Schmerzen verspüren. Haben Sie das Gefühl, es sind mehr Krämpfe als Kontraktionen, sollten Sie das unbedingt abklären lassen. Oft sind sehr schmerzende Kontraktionen, bei denen es sich nicht um Geburtswehen handelt, ein Zeichen für Stress. Besprechen Sie mit Ihrem Partner, welche weiteren Entlastungsmöglichkeiten er Ihnen bieten kann, und stellen Sie eine Haushaltshilfe oder eine zusätzliche Kinderbetreuung ein.

Krampfadern

In der Schwangerschaft können an verschiedenen Stellen Krampfadern auftreten: an den Beinen, am After oder an den äußeren Genitalien. Um ihnen vorzubeugen, sollten Sie stets flache Schuhe tragen und, wenn möglich, so oft wie möglich barfuß laufen. Legen Sie außerdem so oft es geht Ihre Beine hoch. Beckenbodenübungen helfen gegen Krampfadern im Genital- und Afterbereich.

Mütterbänderbeschwerden

Verspüren Sie manchmal einen unangenehmen Zug in der Nähe Ihrer Leisten? Diese harmlose Beschwerde kommt von den Mütterbändern, mit denen die Gebärmutter im Bauchraum gehalten wird. Da diese auch mitwachsen und sich dehnen müssen, verspüren Sie den unangenehmen Zug beim Umdrehen im Bett oder beim Gehen. Spezielle Bandagen, die Sie von Ihrer Hebamme bekommen, stützen den Bauch zusätzlich ab und sorgen für Linderung. Auch homöopathische Mittel können helfen.

Nasenschleimhaut

Ist Ihre Nasenschleimhaut in der Schwangerschaft angeschwollen oder gereizt, liegt das an Ihrem aufgelockerten Gewebe und der erhöhten Hormonproduktion. Dagegen hilft eine 0,9%ige Natriumchlorid-Lösung als Nasentropfen. Möchten Sie auf Nasenspray zurückgreifen, achten Sie unbedingt darauf, dass dieses für schwangere Frauen zugelassen ist.

Rückenbeschwerden

Rückenschmerzen, die bis in die Beine und Füße strahlen können, sind in der Schwangerschaft nichts Ungewöhnliches. Auch Bandscheibenprobleme tauchen bei vielen Schwangeren auf. Oft ist es eine Folgeerscheinung von Überlastung oder einer ungünstigen Haltung. Reduzieren Sie Ihren Stress und nehmen Sie ein entspannendes Bad. Zudem können spezielle Übungen Ihren Rücken entlasten, oder Sie gönnen sich eine wohltuende Rückenmassage.

Scheideninfektionen

In der Schwangerschaft verändert sich der pH-Wert in Ihrem Intimbereich. Das kann einen Pilzbefall begünstigen. Lassen Sie sich von Ihrer Hebamme oder Frauenärztin untersuchen und besprechen Sie mögliche Behandlungsmethoden. Es ist übrigens kein Zeichen für Unsauberkeit, sondern tritt häufig bei übermäßiger Intimhygiene auf.

Schlafstörungen

In der fortschreitenden Schwangerschaft müssen Sie nachts immer wieder aufstehen, um zur Toilette zu gehen, und liegen dann im Bett und grübeln? Versuchen Sie, Ihre Gedanken auf etwas Positives zu richten. Vielleicht hilft Ihnen die im Buch vorgestellte Meditationsübung „Wellenreiterin". Auch das späte Essen von reichhaltigen Lebensmitteln kann Ihnen das Einschlafen erschweren. Probieren Sie bei anhaltenden Einschlafproblemen aus, ob ein paar Tropfen Lavendelöl auf dem Kopfkissen Ihnen helfen können, oder trinken Sie vor dem Schlafengehen einen Tee aus Baldrian, Hopfen und Melisse.

Sodbrennen

Kaum eine Schwangere kennt es nicht: Unangenehmes Sodbrennen, das manchmal so stark ist, dass Sie weder liegen noch stehen können. Um das Aufsteigen von Magensäure zu verhindern, sollten Sie auf Kaffee, Orangensaft und fettige und süße Speisen verzichten. Nehmen Sie lieber ein paar Mandeln, Haselnüsse oder trockene Haferflocken zu sich, um das Sodbrennen zu lindern.

Übelkeit

Etwa 80 Prozent der Schwangeren leiden an Übelkeit, die keinesfalls nur am Morgen auftaucht. Kämpfen auch Sie mit Übelkeit oder Erbrechen, trinken Sie einen beruhigenden Tee aus Kamille oder Melisse. Auch ein Glas Ingwerwasser kann Abhilfe schaffen. Probieren Sie es auch mal mit einem warmen Frühstück oder einer Kraftbrühe am Morgen, und verzichten Sie bei anhaltender Übelkeit auf kalte Getränke und Speisen sowie auf Milchprodukte.

Verstopfung

Durch die Schwangerschaft wird die Verdauungstätigkeit manchmal verlangsamt. Leiden Sie unter Verstopfung, hilft es, viel Wasser zu trinken und auch mal ein Glas Sauerkrautsaft zu sich zu nehmen. Achten Sie darauf, dass Sie sich ausgewogen und ballaststoffreich ernähren, und machen Sie regelmäßig Beckenbodenübungen.

Zahnfleischbluten

Während einer Schwangerschaft wird das Gewebe der Frau weicher und besser durchblutet. Viele schwangere Frauen bemerken daher beim Zähneputzen, dass es vermehrt zu Blutungen des Zahnfleisches kommt. Salbeitee kann etwas Linderung verschaffen, genauso wie spezielles Mundwasser gegen Zahnfleischbluten. Haben Sie das Gefühl, Ihr Zahnfleisch blutet sehr stark, dann besuchen Sie Ihren Zahnarzt und sprechen Sie mit ihm darüber.

Kapitel 7 – Geburtsvorbereitung

Emotionaler Nestbau

Eine Schwangerschaft endet durch die Geburt des eigenen Kindes – ein Erlebnis, vor dem einige Erstgebärende Angst haben. In manchen Köpfen schwirren die Bilder aus Hollywood-Filmen mit schreienden Müttern und hektischem Klinikpersonal inklusive ohnmächtig werdenden Vätern durch den Kopf. Doch das ist weder ein gutes noch ein realistisches Bild einer typischen Geburtsarbeit. Die Art und Weise, wie Frauen diesen besonderen Tag erleben, ist unterschiedlich und hängt stark von ihrem Naturell und ihrem Mindset ab. Probieren Sie daher ein gutes, positives Mindset für die Geburt zu entwickeln.

Sprechen Sie mit Freundinnen, Tanten oder anderen engen weiblichen Bekannten, die eine großartige Entbindung erlebt haben. Gibt es keine Frau in Ihrem Umfeld, die Sie fragen können oder möchten: Lesen Sie positive Geburtsberichte im Internet. Schreckensgeschichten werden sicherlich genug an Sie herangetragen. Was Ihnen aber mehr hilft als die Sorge und die Bilder von negativ besetzen Geburten, ist, dass Sie es schaffen, sich emotional auf den wunderbaren Tag in Ihrem Leben vorzubereiten und ihn freudig besetzen.

Um die Realität nicht aus den Augen zu verlieren, muss Ihnen gesagt werden, dass gewisse Schmerzen zu jeder natürlichen Geburt dazugehören, Sie diese aber durch bestimmte Praktiken und Techniken minimieren können. Auch hier spielt Ihre innere Haltung eine wichtige Rolle. In unseren Breitengraden sind wir kaum noch daran gewöhnt, Schmerzen auszuhalten oder mit unangenehmen Situationen umzugehen. Bei den leichtesten Kopfschmerzen werden Schmerztabletten genommen und erste Erkältungssymptome mit Mitteln aus der Apotheke bekämpft, damit wir leistungsfähig bleiben. Während der Geburtssituation schüttet der weibliche Körper natürliche Hormone aus, die das Schmerzempfinden senken. Zudem gewährt er Ihnen immer wieder Pausen, in denen Sie kurz Kraft tanken können.

Vergessen Sie nicht, eine Geburt ist das natürlichste der Welt, und genau wie viele Frauen vor Ihnen werden Sie das meistern! Das passende Handwerkszeug, dass Ihnen durch die Geburtsphasen helfen kann, finden Sie etwas weiter hinten im Buch.

Erstausstattung für Ihr Baby

In den ersten Tagen und Wochen nach der Geburt werden Sie vermutlich wenig Zeit haben, Kleidung oder sonstige Ausstattung für Ihr Kind zu kaufen. Überlegen Sie sich vorher, was Sie benötigen, und fragen Sie gerne befreundete Mütter nach Tipps.

Sie werden überrascht sein: Ein neugeborenes Baby braucht weniger, als Sie vielleicht vermuten. Der Markt ist groß und suggeriert gerne, dass jedes einzelne angebotene Produkt essenziell für junge Eltern ist. Lassen Sie sich nicht verführen und überlegen Sie sich, was Sie wirklich brauchen werden. Babyklamotten bekommen Sie vielleicht von anderen Eltern geschenkt. Diese sind schon getragen und haben den Vorteil, dass eventuelle Schadstoffe bereits ausgewaschen sind.

In der folgenden Liste sind die wichtigsten Sachen aufgeführt, die Sie für die erste Zeit brauchen.

Zum Anziehen:

- 4 - 6 Wickelbodys mit Druckknöpfen in den Größen 56 bis 62 (je nach Jahreszeit kurz- oder langärmelig)
- 4 - 6 Strampler in den Größen 56 bis 62
- 3 - 5 langärmelige, dünne Oberteile in den Größen 56 - 62 (Jäckchen oder Longsleeve mit Druckknöpfen)
- zwei Mützen für draußen (je nach Jahreszeit aus dünnem oder dickerem Stoff)
- 3 - 5 Paar Söckchen (ebenfalls der Jahreszeit entsprechend den Stoff wählen)
- 4 - 6 Schlafanzüge, die im Windelbereich geöffnet werden können
- 6 - 12 Mullwindeln als Spucktücher, Unterlage oder dünne Decke im Sommer
- 3 Badehandtücher mit Kapuze
- 2 - 3 Pucksäcke
- Für im Winter geborene Kinder zusätzlich:
- einen gefütterten Overall in der Größe 62/68
- 2 Paar Handschuhe
- 1 warme Babydecke
- Für zuhause:
- Wickeltisch mit passender Unterlage
- Beistellbett oder Babybett, falls Sie das Familienbett kategorisch ablehnen
- Babybadewanne
- Stubenwagen oder Wiege
- Babyfon
- Stillkissen
- Windeln (entweder Wegwerfwindeln oder Stoffwindeln samt Einlagematerial)

- Für unterwegs:
- Tragetuch und/oder Kinderwagen
- Autositz
- Wickeltasche

Ihre Tasche für die Entbindung packen

Wenn Sie sich für eine Geburt in einem Krankenhaus oder Geburtshaus entscheiden, sind Sie gut beraten, ein paar Dinge mitzunehmen. Damit Sie am Tag X nicht noch durch die Wohnung laufen müssen, um Sachen zusammenzusuchen, ist es sinnvoll, frühzeitig eine Tasche für den Tag der Entbindung zu packen. Sollte bei Ihrer Hausgeburt etwas anders laufen als geplant, werden Sie ebenfalls dankbar sein, wenn eine solche Tasche bereits bereitsteht. Was einer Frau bei der Geburt benötigt, damit sie sich wohl fühlt, ist sehr individuell. In der folgenden Liste sind ein paar Anregungen für Sie aufgeführt.

- ein bequemes Nachthemd mit Knöpfen im Brustbereich
- warme, kuschelige Socken
- Bademantel
- Unterhosen, die ein bis zwei Nummern größer sind (damit die Wochenbetteinlagen genug Platz haben)
- Still-BH samt Stilleinlagen
- Kleidung für die Heimfahrt
- ein weites, langes T-Shirt für die Geburtsarbeit
- Massageöl und Duftkerzen
- Lieblingsmusik, bei der Sie gut entspannen können
- gesunde, haltbare Snacks
- Ihren persönlichen Geburtsplan

- Wechselkleidung für den Partner (wenn es länger dauert)
- Kamera und eventuell ein Tagebuch

Wichtig ist außerdem, dass Sie Ihren Mutterpass dabeihaben. Den vorzeitig in die Entbindungstasche zu packen, macht aber wenig Sinn, da Sie ihn für Voruntersuchungen immer wieder brauchen werden. Vielleicht kleben Sie ein Post-It außen an Ihre Tasche, damit Sie diesen nicht vergessen können.

Schreiben Sie Ihren persönlichen Geburtsplan

Setzen Sie sich einmal in Ruhe hin und träumen Sie von der Geburt, die Sie sich wünschen. Beziehen Sie gerne Ihren Partner und Ihre Hebamme oder Frauenärztin in die Überlegungen mit ein, wenn Sie das wünschen. Sie können in Ihrem Geburtsplan festhalten, was Sie möchten und was Sie in der Geburtsarbeit ablehnen.

Schreiben Sie auf, welche Atmosphäre Sie sich wünschen und wie diese erreicht werden kann. Bevorzugen Sie ein spezielles Licht, bestimmte Musik oder angenehme Düfte, dann halten Sie das fest. Während der Geburtsarbeit kann es schnell stressig werden, und vielleicht kommen Sie im richtigen Zeitpunkt nicht dazu, Ihre Wünsche zu äußern. Da ist es hilfreich, wenn Sie einen Plan haben, den Sie an Ihren Geburtsbegleiter, Ihre Hebamme oder dem Personal im Krankenhaus überreichen können.

Sie dürfen alles aufschreiben, was Ihnen in den Sinn kommt, wenn Sie an Ihre Wunsch-Geburt denken. Sie können auch festhalten, ob Sie nochmal nach Hause entlassen werden möchten, wenn die Situation das zulässt, und ob Sie bestimmte Medikamente bevorzugen oder ablehnen. Sie können niederschreiben, dass Sie sich zu jedem Zeitpunkt frei bewegen dürfen, oder die Anwesenheit von Praktikanten oder Medizin-Studenten ausschließen.

Sie können einer permanenten Überwachung der kindlichen Herztöne zustimmen oder diese auch ablehnen, und Sie können sich bestimmte Hilfsmittel wie eine Geburtswanne, einen Gebärhocker oder einen Pezziball wünschen.

Zudem können Sie festlegen, ob Sie instinktiv pressen möchten oder ob Sie wert darauflegen, dass Ihnen jemand anderes mitteilt, wann Sie pressen sollen. Auch verschiedene Geburtspositionen, die Sie als angenehm betrachten, können Sie in Ihren persönlichen Geburtsplan schreiben.

Sinnvoll ist es, wenn Sie niederschreiben, welche schmerzlindernden Hilfsmittel Sie sich vorstellen. Das können verschiedene Atem- und Entspannungstechniken sein, eine wohltuende Massage, Akupunktur oder die Gabe von Medikamenten. Sie können auch ausschließen, dass Ihnen Schmerzmittel angeboten werden und darauf verweisen, dass Sie Bescheid geben, falls es soweit ist.

Wünschen Sie sich vielleicht einen Spiegel, um bei einer Vaginalgeburt zu sehen, wenn Ihr Baby sich am Ende des Geburtskanals befindet, oder möchten Sie vielleicht sein Köpfchen befühlen? Schreiben Sie das auf, um bei der Geburtsarbeit sich, Ihren Geburtsbegleiter und das zuständige Personal daran zu erinnern.

Was mit der Nabelschnur geschehen soll und ob Ihnen Ihr Neugeborenes direkt nach der Geburt gereicht werden soll, darf auch Platz in einem Geburtsplan finden. Auch ob Sie sofort stillen möchten oder erst in Ruhe die Geburt verarbeiten möchten – das alles können Sie festhalten, damit die Geburtshelfer eine Art Fahrplan haben.

Denken Sie auch an den Fall, dass Sie eventuell Interventionen erleben, und halten Sie fest, wie Sie sich einen möglichen Kaiserschnitt wünschen. Also ob Sie sehen möchten, wenn Ihr Baby herausgehoben wird, oder ob Ihr Geburtsbegleiter die ganze Zeit an Ihrer Seite bleiben soll. Auch welche Versorgung Sie sich für Ihr Neugeborenes wünschen, ob Sie Stillen oder die Trinkflasche bevorzugen und ob Sie Stoffwindeln oder

Wegwerfwindeln verwenden möchten – machen Sie sich darüber frühzeitig Gedanken und halten Sie diese fest.

Schreiben Sie außerdem gern hinein, ob Sie Ihr Neugeborenes die ganze Zeit bei sich haben wollen, oder ob es Ihnen lieber ist, wenn Ihnen Ihr Kind nur zum Füttern gebracht wird, wenn Sie wach sind. Auch Besuchsregelungen können Sie niederschreiben.

Umso detaillierter Sie arbeiten, umso besser können Ihre Wünsche und Vorstellungen umgesetzt werden. Gleichzeitig ist nichts, was in Ihrem Geburtsplan steht, in Stein gemeißelt, und Sie dürfen den Plan spontan über den Haufen werfen oder Änderungen vornehmen, wenn Ihnen danach ist. Es ist Ihre Geburt, bei der nur Sie bestimmen, was sich gut anfühlt und was Sie bei der Geburtsarbeit stört.

Kapitel 8 – Die Wahl des Geburtsortes

Hausgeburt

Schon das Verlassen der heimischen vier Wände stellt einen Eingriff in die Geburt dar. Eine Hausgeburt ist bei einer normalen Schwangerschaft genauso sicher wie die in einem Krankenhaus. Risikogeburten sind hiervon ausgeschlossen. Der Vorteil einer Hausgeburt ist, dass durch das gewohnte und sichere Umfeld weniger Interventionen nötig sind, Mutter und Kind weniger Probleme beim Stillen haben und sich die Frau wesentlich wohler fühlt – während und nach der Geburt. Sie können selbst wählen, ob Sie neben Ihrem Partner oder der Begleitperson weitere Familienangehörige in Ihrer Nähe wünschen, oder ob Sie lieber in Ruhe für sich sein möchten. Dabei sind Sie nicht auf sich allein gestellt, sondern werden von der Ihnen auserwählten und bereits vertrauten Hebamme unterstützt. Sie erkennt dank ihrer fachlichen Ausbildung, wenn sich Probleme anbahnen und wird Sie im Notfall früh genug in das Krankenhaus begleiten.

Geburtshaus

Ein Geburtshaus stellt eine schöne Alternative zwischen Krankenhaus und Hausgeburt dar. Zwar wird auch hierfür das sichere Zuhause verlassen, jedoch finden sich Schwangere nicht in einem großen Krankenhaus wieder, sondern in einer kleinen Einrichtung, die von Hebammen geleitet und eingerichtet ist. In ruhiger Atmosphäre und ohne viel Technik erleben Frauen die Geburt hier nicht als medizinischen Eingriff. Viele Geburtshäuser haben eine Geburtswanne, Gebärhocker und viele andere Hilfsmittel wie Hocker, Seil oder Ball, die das Ankommen Ihres Babys erleichtert. Während im Krankenhaus fast jede Geburt in liegender Position erfolgt, können Frauen im Geburtshaus ihre Geburtsposition frei wählen. Wird den gebärenden Frauen die Wahl überlassen, entscheiden sich übrigens die wenigsten für eine Geburt im Liegen, sondern nutzen den Gebärhocker oder entbinden im Stehen. Da die Kapazitäten der Geburtshäuser begrenzt sind, sollten Sie sich frühzeitig anmelden, um sicherzustellen, dass Sie dort entbinden können, wo Sie sich wohl und sicher fühlen.

Krankenhaus

Vielen Erstgebärende nennen bei der Frage nach dem Ort, an dem die Geburt stattfinden soll, zuerst das Krankenhaus. Sie fühlen sich sicher, wenn Sie an das medizinisches Fachpersonal und die Ausstattung denken. Auch die Möglichkeit einer Periduralanästhesie (kurz: PDA) klingt verlockend.

Dabei ist die werdende Mutter doch keine Kranke, und zur Geburt gehört weitaus mehr als medizinisches Fachwissen. Hormone spielen eine wichtige Rolle auf dem Weg von der Schwangeren zur Mutter, und der Ablauf der Geburt ist entscheidend für das Selbstvertrauen der jungen Mutter in ihrer neuen Rolle. Wird der natürliche Ablauf gestört, kann es in der ersten Zeit zu Schwierigkeiten mit Baby kommen.

Doch die Tendenz geht seit Jahren dahin, dass immer mehr Geburten in einer sterilen Umgebung und unter Einsatz von Medikamenten stattfinden. Immer öfter wird Frauen suggeriert, dass sie nicht ohne Hilfe von Fachpersonal entbinden können. Kommt es dann zu Komplikationen oder zum ungewünschten Kaiserschnitt, um Mutter und Kind zu schützen, scheinen Mütter und Ärzte in ihrer Annahme bestätigt, dass eine Frau nicht zu einer natürlichen Geburt fähig ist.

Dabei sind es oft die äußeren Umstände im Krankenhaus, die eine Geburt verlangsamen oder sogar ins Stocken bringen können. Frauen kommen in der Regel mit starken Wehen und den dazugehörigen Schmerzen ins Krankenhaus und treffen dann dort auf fremde Personen in weißen Kitteln. Studien haben ergeben, dass sie in diesem empfindsamen Stadium, in der sich ihr Körper befindet, an einem fremden Ort mit unbekannten Personen und Gerüchen, Katecholamine ausschüttet. Das sind unter anderem Dopamin, Adrenalin und Noradrenalin, die bewirken können, dass sich eine Geburt verlangsamt. Die Krankenhausroutine, das Gefühl, eine von vielen Patientinnen zu sein, und helle Lampen gepaart mit furchteinflößenden Instrumenten können dem weiblichen Gehirn suggerieren, dass es sich in einer Gefahrensituation befindet.

Für eine entspannte Geburt sind aber vertraute Menschen, Gerüche und Orte essenziell. Die werdende Mutter sollte sich zu jedem Zeitpunkt sicher und geborgen fühlen. Einige Krankenhäuser und Kliniken haben auf die wissenschaftlichen Studien reagiert und gestalten die Kreißsäle hell und freundlich und schaffen für die Geburtsarbeit eine angenehme Atmosphäre.

Entscheiden Sie sich für eine Geburt im Krankenhaus, sind Sie gut beraten, Ihre vertraute Hebamme, eine Doula oder einen anderen liebevollen Menschen an Ihrer Seite zu wissen. Schauen Sie sich im Vorfeld unbedingt die Räumlichkeiten an und entscheiden Sie, ob das der Ort ist, an dem Ihr Kind das Licht der Welt erblicken soll.

Risikoschwangerschaften und Frauen mit bestimmten Erkrankungen müssen sogar im Krankenhaus entbinden und sollten sich daher verschiedene Krankenhäuser ansehen. Selbst wenn es ein bisschen weiter entfernt ist: Von der ersten Wehe bis zur tatsächlichen Geburt werden Sie genug Zeit haben, um dorthin zu kommen.

Tipps für eine entspannte Geburt im Krankenhaus

Da sich eine Mehrheit der Frauen für eine Geburt im Krankenhaus entscheidet, sollten Sie die nachfolgenden Tipps verinnerlichen und bei Bedarf anwenden. So vergrößern Sie Ihre Chancen, in einem Krankenhaus ein positives Geburtserlebnis zu haben.

- Privatsphäre ist wichtig! Sehen Sie den Kreißsaal als Ihren Raum und achten Sie oder Ihre Begleitung darauf, dass die Tür stets geschlossen bleibt. Lassen Sie nur Leute rein, die der Geburt förderlich sind. Eine Reinigungskraft können Sie zum Beispiel getrost wegschicken und ihr sagen, dass jetzt nicht der richtige Zeitpunkt zum Putzen ist.
- Nehmen Sie Ihre Lieblingsmusik mit, zünden Sie eine Duftlampe oder ein Räucherstäbchen an und bestehen Sie darauf, die Heizung hochzudrehen, wenn Ihnen kalt ist, oder im Hochsommer die Fenster öffnen zu dürfen.
- Sehen Sie sich selbst nicht als Patientin, sondern als werdende Mutter, die Verantwortung für sich übernimmt und auf Ihre Instinkte und Ihren Körper hört. Stehen Sie auf, wenn Ihnen danach ist, laufen Sie hin und her oder gehen Sie mit Ihrer Begleitperson nach draußen, um etwas frische Luft zu schnappen.
- Uhren sind im Kreißsaal fehl am Platz. Nehmen Sie Ihre Armbanduhr ab, schalten Sie Ihr Handy aus und hängen Sie zur Not die Uhren im Zimmer ab. Eine Geburt fühlt ,

- sich so schon manchmal unendlich lang an, dieses Gefühl muss nicht noch verstärkt werden.
- Lassen Sie vaginale Untersuchungen nur zu, wenn Sie sich dafür bereit fühlen und dies ausdrücklich wünschen.
- Fragen Sie nach einer Gebärwanne oder nehmen Sie eine Dusche, um sich zu entspannen. Kommunizieren Sie klar, was Sie wollen. Das Personal im Krankenhaus sollte Ihnen auf Wunsch zusätzliche Kissen bringen oder den Raum abdunkeln.
- Das routinemäßige Aufzeichnen der Herztöne Ihres Babys beim CTG empfinden viele Frauen als einschränkend. Bitten Sie darum, wenn Ihre Schwangerschaft bis dahin unauffällig war, darauf zu verzichten.
- Klären Sie in einem offenen Vorgespräch, was Sie sich von Ihrer Geburt wünschen und welche Medikamente Sie vermeiden möchten.
- Die Geburtsposition im Liegen ist eigentlich nur für eine Person von Vorteil: den Arzt oder die Ärztin. Dabei sollte sich das Personal nach Ihnen richten. Kommunizieren Sie klar, in welcher Position Sie sich am besten fühlen.
- Sollte Ihrem Baby nach der Geburt eine Mütze aufgesetzt werden, dann setzten Sie diese wieder ab. Diese sehr altertümliche Maßnahme, die leider immer noch vereinzelt praktiziert wird, führt dazu, dass Ihr Baby möglicherweise sehr viel Körperwärme verliert.
- Fordern Sie, dass Ihr Baby so lange auf Ihnen liegen bleiben darf, bis es das erste Mal ausgiebig gestillt hat. Außer zum Wiegen oder bei operativen Eingriffen ist das Wichtigste für ein frisch geborenes Kind enger Körperkontakt mit seiner Mutter – am besten für mindestens 24 Stunden.

Periduralanästhesie wirkt sich auf Mutter und Kind aus.

Vielen Frauen wird im Krankenhaus eine Periduralanästhesie – kurz: PDA – angeboten, um die Schmerzen bei der Geburt erträglicher zu machen. Sicherlich ist es keine Schande, sich die neusten medizinischen Errungenschaften zu Nutze zu machen, um eine möglichst entspannte Geburt zu haben. Jedoch fehlt oft die Aufklärungsarbeit, was die gegebenen Medikamente bewirken können.

Eine PDA wirkt sich auf Mutter und Baby aus und kann die Geburt an sich in die Länge ziehen. Frauen können sich nach Gabe der Medikamente nicht mehr so gut bewegen, und das hindert sie daran, die für sie beste Geburtsposition zu finden. Der Einsatz von Saugglocke oder Zange ist oft eine wenig besprochene Nebenwirkung. In einigen Fällen muss sogar ein ungeplanter Kaiserschnitt erfolgen, da die Medikamente unter bestimmten Umständen eine natürliche Geburt unmöglich machen können.

Ist Ihnen von vornherein klar, dass Sie auf die Gabe von Schmerzmitteln während der Geburt verzichten wollen, so besprechen Sie diese Punkte und auch die möglichen Nebenwirkungen mit Ihrer Hebamme oder beim Anmeldetermin im Krankenhaus. Es passiert nicht selten, dass Frauen, die felsenfest davon überzeugt waren, keine Schmerzmittel zu verwenden, ihre Meinung während der Geburtsarbeit ändern. Da hilft es Ihnen bestimmt, sich nochmal ins Gedächtnis zu rufen, wieso Sie eine Verwendung von Schmerzmitteln vermeiden wollten – und vielleicht versuchen Sie es dann doch ohne.

Sämtliche eingesetzten Medikamente gelangen über die Plazenta in den Körper Ihres ungeborenen Babys und können seine nachgeburtlichen Fähigkeiten negativ beeinflussen. Einige Neugeborene, die unter dem Einsatz einer PDA geboren wurden, haben Schwierigkeiten, die Brust zu finden, sie gut zu fassen und so einen erfolgreichen Stillstart zu haben. Wie stark die Auswirkungen sind, hängt davon ab, wie lange die

Medikamente bei der Geburt gegeben wurden. Bei einigen Babys wird noch Tage nach der Geburt eine reduzierte Endorphin-Ausschüttung festgestellt, was wiederum dazu führt, dass sie mehr weinen. Eine Periduralanästhesie führt außerdem dazu, dass die Körpertemperaturen der Mutter und des frisch gebackenen Kindes ansteigen und Ihr Baby auf eine spezielle Station im Krankenhaus verlegt, wird um seine Werte zu überprüfen. Umso länger die Medikamente gegeben werden, umso länger und stärker sind die Nebenwirkungen.

Kapitel 9 – Entspannungsübungen in der Schwangerschaft

Immer wieder wird Ihnen empfohlen, sich aktiv zu entspannen und sich Entspannungstechniken anzueignen, die Sie entspannt durch die Schwangerschaft und die bevorstehende Geburt kommen lassen.

Eine mögliche Entspannungsübung wird Ihnen hier vorgestellt:

Setzen oder legen Sie sich in eine gemütliche Position. Bei voranschreitender Schwangerschaft eignen sich Kissen und zusammengerollte Decken als zusätzliche Stützen. Schaffen Sie sich einen Moment der Stille: schalten Sie Ihr Handy auf lautlos, und stellen Sie die Türklingel ab. Die nächsten Minuten gehören nur Ihnen und Ihrem Baby im Bauch.

Nehmen Sie ein paar tiefe Atemzüge, und spüren Sie bewusst in jede Körperregion hinein. Lassen Sie alle Gedanken zu, die Ihnen in diesem Moment kommen, aber vertiefen Sie diese nicht, sondern lassen Sie sie wieder gehen.

Entspannen Sie Kiefer und Mund und atmen Sie tief durch die Nase ein und wieder aus. Die Augen dürfen bei dieser Übung gern geschlossen werden.

Nun entspannen Sie aktiv jede Region Ihres Körpers, beginnend mit den Füßen: Krallen Sie die Zehen des rechten Fußes zusammen und halten Sie die Spannung für etwa zehn Sekunden. Atmen Sie dabei ruhig und entspannt weiter. Lösen Sie die Spannung, und fühlen Sie der Entspannung nach. Weiter geht es mit dem linken Fuß. Anspannen, halten und die wohltuende Entspannung auf sich wirken lassen.

Als nächstes sind die Beine dran. Liegen Sie und danken Sie Ihren Beinen für die Wege, die Sie dank ihnen zurückgelegt haben. Danken Sie Ihnen, dass Sie das zusätzliche Gewicht tragen, und schenken Sie Ihnen einen ruhigen Moment. Strecken Sie dann zunächst das rechte Bein mit angezogenen Füßen aus und drücken Sie es dann fest in den Boden. Auch hier wird die Spannung wieder zehn Sekunden gehalten. Atmen Sie weiter durch die Nase ein und aus. Schließlich entspannen Sie Ihr rechtes Bein und fühlen der Entspannung nach. Danach folgt das linke Bein.

Nun werden Ihre Gesäßmuskeln entspannt, indem Sie diese erst zusammenziehen, zehn Sekunden halten und wieder entspannen. Diese Übung können Sie zwei- bis dreimal wiederholen. Denken Sie daran, in der Anspannungsphase ruhig und gleichmäßig weiter zu atmen.

Jetzt ist der Bauch an der Reihe: Spannen Sie die Bauchmuskeln an, indem Sie den Nabel einziehen. Konzentrieren Sie sich auf die Spannung, und halten Sie diese wieder für zehn Sekunden. Spüren Sie hier der Entspannung besonders aufmerksam nach, und schauen Sie, ob Ihr Kind Ihnen etwas mitteilen möchte. Das können sanfte Knuffe, Tritte, eine leichte Bewegung oder nichts von alledem sein. Schenken Sie Ihrem Kind ein paar tiefe Atemzüge und schicken Sie positive Gedanken und Wünsche in seine Richtung.

Zu guter Letzt spannen Sie Ihren ganzen Körper an und halten die Spannung für zehn Sekunden, bevor Sie Ihren kompletten Körper entspannen. Bleiben Sie für einige Minuten liegen und stehen Sie langsam und allmählich wieder auf.

Die Kraft der richtigen Atmung

Eine gezielte Atmung kann Ihnen durch die herausfordernden Phasen einer Geburt helfen. Auch hier kennen Sie das bekannte Bild, der – ähnlich einem Hund – hechelnden Frau auf der Geburtsliege. Gerade diese Atemtechnik sollte jedoch nur ganz am Ende der Geburt Anwendung finden und keineswegs über einen längeren Zeitraum praktiziert werden. Die meisten Frauen beschreiben es als schmerzvoll, wenn sich der Muttermund öffnet und die Eröffnungswehen einsetzen. Oft werden Frauen dann in eine liegende Position gebracht – eine bessere Alternative ist jedoch: laufen und atmen Sie! Schließlich sind Sie ja nicht krank, sondern stehen kurz vor einem der wunderbarsten Ereignisse in Ihrem Leben. Atmen Sie dabei tief ein, und imitieren Sie beim Ausatmen das Geräusch einer summenden Biene. Dabei fokussieren Sie sich auf das Ausatmen, das in fernöstlichen Kampfkünsten zur Schmerzlinderung genutzt wird. Werden die Kontraktionen stärken, probieren Sie zunächst, zu sitzen und zu atmen. Unterstützen Sie Ihren Körper mit Ihrer Ausatmung, die Sie schon in der Schwangerschaft trainieren sollten.

Meditation in der Schwangerschaft

Eine Meditation fördert den Einklang von Körper und Geist. Da der betriebsame Alltag Sie auch in der Schwangerschaft oft einnehmen wird, sollten Sie sich bewusst Zeit für sich nehmen, in der Sie Entspannungsübungen machen oder meditieren. Wenn Sie noch keine Erfahrung in der Meditation machen konnten, ist das kein Problem. Mit jeder Übung kommen Sie der gewünschten Tiefenentspannung ein Stück näher. Finden Sie die für sich passende entspannende Musik. Vielleicht hilft Ihnen auch eine gedankliche Entspannungsreise beim Meditieren. Wenn Sie mögen, können Sie Mantras singen oder einfach in völliger Ruhe in sich hineinspüren und sich und Ihrem Baby im Mutterleib ein paar positive Gedanken schenken.

Meditationsübung "Wellenreiterin" zum Nachmachen

Legen oder setzen Sie sich entspannt hin und sorgen Sie dafür, dass Sie in den nächsten Minuten weder durch die Türklingel noch durch Ihr Handy oder etwas anderes gestört werden.

Stellen Sie sich dann vor, Sie liegen völlig entspannt am Strand. Sie hören das beruhigende Rauschen der Wellen, eine sanfte Brise kitzelt Ihren Körper, und die Sonne wärmt Sie. Die Wellen kommen mit jeder Atmung ein Stück näher und berühren sanft Ihre Fußspitzen.

Sie fühlen sich bereit, die Welle durch sich hindurchfließen zu lassen. Atmen Sie ein, und stellen Sie sich vor, wie das Wasser durch Sie hindurchströmt: von den Zehenspitzen über die Rückseite Ihrer Beine die Wirbelsäule entlang und bis an Ihren Hinterkopf. Atmen Sie aus, und stellen Sie sich vor, wie das Wasser Ihre Gedanken aufnimmt und ins Meer mitnimmt.

Wiederholen Sie diese Übung so lange, bis Sie frei von sämtlichen Gedanken sind – besonders von denen, die Ihnen Angst einflößen. Schenken Sie sich ein Lächeln, und beenden Sie die Meditation, wenn Sie sich danach fühlen.

Diese Meditationsübung kann Ihnen auch während der Geburtsarbeit helfen.

Kapitel 10 – Hilfen für die Geburt und die Zeit danach

Eine Hebamme für die Schwangerschaft, die Geburt und die erste Zeit danach

Wie wichtig eine vertraute Person während der Geburtsarbeit ist, wurde bereits erwähnt. Daher kümmern Sie sich frühzeitig um eine passende Hebamme, die Sie im besten Fall vor, bei und nach der Geburt betreuen kann. Sie begleitet Sie mit medizinischem und sozialem Fachwissen durch diese intensive Zeit Ihres Lebens und stärkt Ihr Selbstvertrauen in den eigenen Körper. Dabei gehen Sie nicht nach einem Schema F vor, sondern orientieren sich an den jeweiligen Wünschen und Gegebenheiten der Schwangeren und unterstützen jede Frau dort, wo sie es benötigt. Sie wird Ihnen helfen, eine entspannte Geburt erleben zu dürfen, und hilft Ihnen, die Bindung zu Ihrem Kind zu kräftigen.

Untersuchungsergebnisse legen offen, dass Schwangere, die von Hebammen betreut werden, weniger Frühgeburten haben und weniger medizinische Eingriffe während der Geburt erleben. Zudem führt die Betreuung dazu, dass Krankenhausaufenthalte kürzer werden und dass die Mütter mehr Erfolg beim Stillen haben.

Sie können die medizinischen Untersuchungen in der Schwangerschaft allein von einer Hebamme durchführen lassen. Ist etwas auffällig oder droht eine Risikoschwangerschaft, wird eine Frauenärztin hinzugezogen. Sie können die notwendigen Untersuchungen auch nach Belieben zwischen niedergelassener Ärztin und Hebamme aufteilen. Es ist Ihre Schwangerschaft, Ihr Körper und Ihre Geburt, und Sie dürfen und müssen entscheiden, womit Sie sich persönlich am wohlsten fühlen.

Eine Doula unterstützt Sie während der Geburtsarbeit.

Übersetzt bedeutete Doula "Dienerin der Frau". Ihre Aufgabe in der Geburtsarbeit ist damit gut beschrieben. Sie wird die werdende Mutter aktiv bei der Geburt unterstützen und, im Gegensatz zur Hebamme, deren Fokus auf Mutter und Kind liegt, sich ausschließlich um die werdende Mutter kümmern. Sie massiert zum Beispiel den Rücken der Frau bei der Geburt, gibt ihr emotionalen Halt und arbeitet eng mit der Hebamme vor Ort zusammen, damit es zu einem positiven Geburtserlebnis kommt. Oft bringt sie der Frau oder dem Elternpaar etwas zu essen oder hilft ihr, sich an ihre Wünsche für die Geburt zu erinnern und diese durchzusetzen. Gleichzeitig kümmern sie sich bei Bedarf auch um die Begleitperson und helfen ihr, ihre Rolle in der Geburtsarbeit zu finden. Sie ziehen sich zurück, wenn die Situation es erfordert, und sind präsent, wenn sie gebraucht werden. Studien ergeben, dass durch die Anwesenheit einer Doula weniger Schmerzmittel verwendet werden müssen, und dass sich die Frauen insgesamt wohler fühlen. Natürlich kann eine Doula Sie auch im Geburtshaus oder bei einer Geburt zu Hause unterstützen und begleiten.

Eine Mütterpflegerin für die herausfordernde Zeit nach der Geburt.

Die erste Zeit nach der Geburt kann seelisch und körperlich sehr herausfordernd sein. Eine Mütterpflegerin besucht die junge Mutter und bietet ihr Hilfe im Wochenbett und bei Bedarf darüber hinaus. Sie ist nicht mit einer Nachsorgehebamme gleichzusetzen, da sie keine medizinische

Ausbildung hat. Sie kümmert sich um das Wohlbefinden der frisch gebackenen Mutter und hilft bei Stillschwierigkeiten, der körperlichen Rückbildung und der Frau sich in ihrer neuen Rolle als Mama zurechtfinden.

Natürliche wehenfördernde Mittel

Es ist das Beste, wenn Sie der Natur Ihren Lauf lassen und nichts tun, damit Sie schneller Wehen bekommen. Auch wenn die Wartezeit besonders am Ende einer Schwangerschaft sich endlos lang anfühlen kann – Ihr Kind wird kommen, wenn es soweit ist. Selbst wenn Sie den errechneten Entbindungstermin bereits überschritten haben, ist das kein Grund zur Sorge. Kaum ein Kind kommt an diesem Tag zur Welt. Genießen Sie lieber die Tage und Stunden und entspannen Sie sich. Für die Geburtsarbeit und die ersten Tage und Wochen mit Ihrem Neugeborenen werden Sie viel Kraft brauchen und vermutlich wenig zum Schlafen und Entspannen kommen.

Möchten Sie trotzdem die Wehen mit bestimmten Mitteln antreiben, besprechen Sie Ihr Vorhaben unbedingt mit Ihrer Hebamme oder Ihrer Frauenärztin.

Das berühmte warme Bad kann helfen, Geburtswehen zu fördern, ebenso der weiter vorne im Buch vorgestellte Himbeerblättertee. Auch ein Tee aus den typischen Weihnachtsgewürzen Zimt, Nelke, Koriander, Kardamom oder Anis kann die Wehentätigkeit begünstigen. Natürlich können Sie die Gewürze auch in Form von Gebäck zu sich nehmen.

Einige Frauen schwören auf mit Nelkenöl beträufelte Tampons. Nelkenöl ist dafür bekannt, den Muttermund weicher zu machen, und soll ihn anregen, sich zu öffnen. Einen solchen Tampon sollten Sie nie länger als eine Stunde tragen.

Zudem können moderate Bewegungen an der frischen Luft helfen, die

Wehentätigkeit in Gang zu bringen. Tatsächlich hilft aber in den meisten Fällen Ruhe und Entspannung, damit bei Ihnen die Wehen auf natürliche und sanfte Art ausgelöst werden. Also lehnen Sie sich zurück und träumen Sie von Ihrer selbstbestimmten Wunsch-Geburt.

Und zu guter Letzt: werden Sie intim mit Ihrem Partner. Spermaflüssigkeit wirkt erwiesenermaßen wehenfördernd. Sie sollten aber nichts erzwingen und darauf achten, dass sich alle Beteiligten wohl fühlen und Intimität nicht zum Pflichtprogramm wird. Auch eine Fußreflexzonenmassage, kann die Wehen vorantreiben.

Bitte experimentieren Sie nicht mit Rizinusöl oder Alkohol. Auch wenn das immer wieder in Schwangerschaftsforen von Frau zu Frau empfohlen wird, ist das ein Weg, der Ihr ungeborenes Kind gefährden kann.

Ammenmärchen: Treppensteigen fördert die Wehen.

Wer auch immer sich das ausgedacht hat, lag gehörig falsch oder hatte Spaß daran, Schwangere zu quälen. Es gibt keine Belege dafür, dass das kraftzehrende Auf- und Absteigen von Treppen eine Wehentätigkeit fördert. Er fördert nur Ihre Erschöpfung, und müde oder kraftlos in die Geburt zu starten, ist keine gute Idee.

Kapitel 11 – Die Geburt

Mit der Geburt Ihres Kindes wird Ihr Leben um einen neuen Mittelpunkt bereichert. Jede Geburt ist ein ganz besonderes Ereignis, und keine gleicht der anderen. Ganz egal, ob Sie in einer Klinik, einem Geburtshaus oder zu Hause entbinden, die Phasen einer Geburt bleiben die gleichen.

Ein klares Anzeichen dafür, dass die Geburt bald beginnt, ist der Verlust des Schleimpfropf, der den Muttermund bis dahin verschlossen gehalten hat. Seien Sie nicht beunruhigt, wenn der Schleimpfropf mit ein wenig frischem oder geronnenem Blut versetzt ist, das ist ganz normal. Manche Frauen bemerken den Abgang des Schleimpfropf gar nicht – auch das ist normal. Haben Sie den Abgang bemerkt, ist das noch kein Grund zur Eile, denn bis zur Geburt können noch einige Stunden, Tage oder sogar eine Woche vergehen. Bleiben Sie ruhig, machen Sie regelmäßig Entspannungsübungen und versuchen Sie, sich eine gute Mischung aus moderaten Bewegungen und Ruhephasen zu gönnen. So sind Sie entspannt und kraftvoll, wenn es wirklich losgeht.

Ein weiteres und ganz klares Anzeichen, dass es jetzt losgeht, sind die Geburtswehen. Dabei ist Wehe nicht gleich Wehe.

Frühe Wehen

In der ersten Phase einer Geburt muss sich Ihr Muttermund öffnen und sich Ihr Gebärmutterhals verkürzen und weich werden. Dabei wird Ihr

Körper von frühen, meisten leichten Wehen unterstützt, vergleichbar mit leichten Krämpfen, die Frauen während ihrer Periode spüren, oder wie ein dumpfer Schmerz. Der Muttermund kann sich sogar schon mehrere Zentimeter geöffnet haben, bevor Sie merken, dass die Wehen eingesetzt haben.

Mit der Zeit werden die Wehen immer stärker und unterscheiden sich in ihrer Intensität klar von den Übungswehen, die Sie vielleicht schon aus der Schwangerschaft kennen. Ein Erkennungsmerkmal für frühe Wehen: Sie kommen im Abstand von mehr als fünf Minuten und sind von kurzer Dauer, vielleicht nur 30 oder 40 Sekunden lang. Sie können dabei problemlos weitersprechen und müssen Ihre Tätigkeiten nicht unterbrechen.

Die aktive Phase

Mit der Zeit werden die Wehen stärker und halten länger an. Fachleute sprechen von der aktiven Phase der Geburt. Eine Wehe kommt allmählich, erreicht ihren Höhepunkt und schwächt dann wieder ab. Während dieser Wehen können Sie sich nicht mehr unterhalten und können sich für den Moment auf nichts anderes konzentrieren. Bleiben Sie bei sich und Ihrem Baby, atmen Sie ruhig und probieren Sie, sich zu entspannen. In der aktiven Phase kommen die Wehen alle drei bis vier Minuten und dauern 60 bis 90 Sekunden. Sie sind deutlich intensiver als die frühen Wehen. In der Pause von einer Wehe zur nächsten können Sie sprechen, sich bewegen, etwas trinken oder essen und sich auf die nächste Welle vorbereiten. Wehen in der aktiven Phase helfen Ihrem Muttermund, sich komplett zu öffnen. Bis Sie Ihr Baby in den Armen halten werden, kann es aber noch einige Stunden dauern.

Die Übergangsphase

Ist der Muttermund in etwa acht Zentimeter geöffnet, gehen Sie in die Übergangsphase über. Diese endet, wenn der Muttermund vollständig geöffnet ist. Sie werden dann das deutliche Gefühl verspüren, dass Sie pressen möchten. Die Wehen nehmen vielleicht in ihrer Häufigkeit ab, dafür nehmen sie an Intensität zu. Manchmal reiht sich eine direkt an die vorherige. In dieser Phase der Geburt kommt es in der Regel dazu – falls noch nicht geschehen –, dass Ihre Fruchtblase platzt.

Einige Mütter berichten, dass sie diese Phase sehr intensiv erlebt haben und ihre Emotionen in Wut umgeschlagen sind, der sie lautstark Luft gemacht haben. Denken Sie an Ihre Entspannungstechniken, und nehmen Sie eine zuversichtliche Haltung an. Sie haben es fast geschafft!

Vielleicht hilft es Ihnen, sich die Geburt wie einen von Laubblättern bedeckten Weg vorzustellen. Am Anfang erscheint es viel Arbeit, diesen komplett von den bunten Blättern zu befreien. Bevor Sie sich über die ganze Arbeit ärgern, ändern Sie Ihr Mindset! Teilen Sie den Weg gedanklich in kleine Abschnitte ein, und freuen Sie sich über jeden einzelnen, den Sie geschafft haben. Sehen Sie auch so Ihre Geburt: als mehrere Abschnitte, die Sie näher ans Ziel bringen. Versuchen Sie, sich zu freuen, wenn es in die nächste Phase geht, und sehen Sie die Wehen als starke Umarmung, die Ihre Gebärmutter Ihrem Kind schenkt, um es auf die Welt zu begleiten.

In dieser Phase kommt es auch oft vor, dass Frauen, die Schmerzmittel kategorisch abgelehnt haben, doch nach diesen verlangen oder eine Pause von der Geburt wünschen – was natürlich leider nicht möglich ist. Erinnern Sie sich an Ihre Vorsätze und lassen Sie sich von Ihrer Begleitung, Ihrer Hebamme oder einer Doula unterstützen und an Ihren Geburtsplan erinnern. Die Übergangsphase bedeutet, dass Sie es fast geschafft haben, und sie endet meistens mit einer kurzen Ruhephase, bevor es in die letzte Geburtsphase übergeht.

Die Austreibungsphase

Die letzte Phase ist gekommen. Gleich können Sie Ihr Kind das erste Mal in den Arm nehmen, alle Schmerzen sind vorbei und dank der ausgeklügelten Hormone tatsächlich vergessen. Bis Sie die einmaligen Glücksgefühle einer frischen Mama verspüren, heißt es: pressen, atmen, pressen.

Sie werden zwischen Ihren Beinen den Druck des Köpfchens spüren. Hören Sie auf Ihren Körper und pressen Sie, wenn Sie das starke Verlangen danach spüren. Mit jedem Pressen bewegt sich Ihr Baby ein Stückchen weiter in Ihrem Becken voran. Am Ende einer Wehe rutscht es wieder ein Stück zurück in den Geburtskanal. Nutzen Sie die kurze Pause, um zu atmen und Kraft für die nächste Wehe zu sammeln.

Und dann kommt der Moment, in dem Ihnen gesagt wird, dass das Köpfchen Ihres Babys nicht mehr zurückgleitet, und nun sollten Sie nicht mehr pressen. Noch ein oder zwei Wehen und Sie und Ihr Baby haben es geschafft. Herzlichen Glückwunsch!

Tipps für die Geburt

- Schreiben Sie sich einen Geburtsplan, in dem Sie festhalten, wie Sie sich Ihre Geburt vorstellen.
- Atmen Sie tief und ruhig und erinnern Sie sich an Ihre Entspannungstechniken.
- Lassen Sie sich nicht verunsichern, und hören Sie auf Ihren Körper.
- Sagen Sie klar, was Sie wünschen, und auch, was Sie stört.
- Machen Sie den Geburtsraum zu Ihrem Raum, und nutzen Sie Ihre Lieblingsmusik und -düfte.
- Schalten Sie Ihr Handy aus, und lassen Sie sich nicht unter Druck

setzen. Alle Freunde und Verwandte, die nicht aktiv bei der Geburt helfen, dürfen warten, bis Sie soweit sind.

- Tragen Sie Kleidung, in der Sie sich wohlfühlen, und packen Sie dicke Socken in Ihre Kliniktasche.
- Sehen Sie Wehen als eine starke Umarmung Ihres Körpers, und nutzen Sie die Wehenpausen zur kurzen Entspannung.

Ammenmärchen: Vor der Geburt darf die werdende Mutter nichts essen! Lange Zeit wurde Frauen davon abgeraten, vor oder während den Geburtsphasen zu essen und zu trinken. Heute hat sich die Sichtweise geändert: Frauen brauchen Energie, schließlich leisten sie körperliche Spitzenarbeit wie eine Athletin im Marathon und brauchen dafür Energie. Nehmen Sie leichte und rasch verdauliche Nahrung zu sich und trinken Sie bei Bedarf.

Nachgeburt

Erst, wenn auch die Plazenta ausgeschieden wurde, gilt die Geburtsarbeit als beendet. Nachdem Sie das Wunder vollbracht haben und Ihr neugeborenes Kind in den Armen halten oder es auf Ihrer Brust liegt, werden Sie nochmals Wehen verspüren. Durch diese Kontraktionen wird die nun nicht mehr benötigte Plazenta von Ihrem Körper gelöst und ausgeschieden.

Durch diesen natürlichen Prozess entsteht eine große Wunde in Ihrer Gebärmutter, die anfangs stark bluten kann. Erschrecken Sie sich nicht, das ist ein wichtiger körpereigener Prozess, und die Blutungen halten in der Regel nicht lange an. Ihre Hebamme wird Ihren Bauch abtasten und überprüfen, ob sich Ihre Gebärmutter bereits zusammenzieht, außerdem wird sie die Plazenta untersuchen. Haben Sie sich für ein Auspulsieren der Nabelschnur entschieden, wirkt sich das nicht nachteilig auf Ihre Nachgeburt aus. Das Abstoßen der Plazenta wird durch das erste Stillen deutlich beschleunigt.

In einigen Kulturkreisen ist es normal ein kleines Stück der Plazenta zu essen, da es eine heilsame Wirkung mit sich bringen soll. In der westlichen Welt wird es immer populärer die Nachgeburt mit nach Hause zu nehmen und später einen Baum auf ihr zu pflanzen. Es ist auch möglich, dass Sie die Plazenta zu Globuli weiterverarbeiten lassen, die Sie später Ihrem Kind bei Zahnungsschmerzen und anderen Krankheiten geben können. Wenn Sie das wünschen, geben Sie Ihrer Hebamme oder im Krankenhaus rechtzeitig vor der Geburt Bescheid.

Schmerzhaft ist eine Nachgeburt im Normalfall übrigens nicht. Ein leichtes Pressen oder aufrechtes Sitzen sowie Aufstehen helfen Ihrem Körper beim Ausstoßen. Möchten Sie Ihre Plazenta mit nach Hause nehmen, denken Sie an ein verschließbares Gefäß, dass in etwa 2 - 3 Liter fassen kann. Und lassen Sie sich nicht von Außenstehenden verunsichern: Die Nachgeburt ist weder etwas Ekliges noch merkwürdig. Es ist ein Wunderwerk der Natur und wird in vielen Kulturen hochgeschätzt.

Die Nabelschnur – Abklemmen oder Auspulsieren lassen?

Routinemäßig wird in einem Krankenhaus die Nabelschnur direkt nach der Geburt abgeklemmt und der Blut- und Nährstoffaustausch zwischen Mutter und Kind unterbrochen. Bitten Sie das Personal, die Nabelschnur auspulsieren zu lassen, bekommt Ihr Baby eine Extraportion Blut, und seine Eisenvorräte sind für die ersten sechs Monate ausreichend gefüllt. In der Praxis ist das nicht immer so leicht umzusetzen, da lange Zeit davon ausgegangen wurde, dass das Kind auf Höhe der Plazenta oder sogar etwas tiefer gehalten werden müsste, damit der Blutaustausch gut vonstattengehen kann. Das verhindert den wichtigen und raschen Erstkontakt zwischen Mutter und Kind.

Eine argentinische Studie hat im Jahr 2014 rausgefunden, dass es nicht auf die Position des Neugeborenen ankommt, ganz im Gegenteil: die positiven Effekte des späteren Abnabelns wurden beobachtet, egal, ob das Kind in Höhe der Plazenta gehalten wurde oder auf dem Bauch der Mutter lag.

Geburtspositionen

Nicht nur die gebärende Frau arbeitet bei der Geburtsarbeit auf Hochtouren, auch das Baby macht aktiv mit und schiebt sich mit drehenden und beugenden Bewegungen erst durch das Becken, später durch den Geburtskanal seiner Mutter. Je nach Position des Babys empfindet eine gebärende Frau gewisse Positionen als angenehmer. Ihre Hebamme kann Ihnen zusätzlich helfen, herauszufinden, wo sich der richtungsgebende Kopf Ihres Kindes während der Geburtsarbeit befindet und Ihnen entsprechend Ratschläge zur Geburtsposition geben.

Eins ist klar: Die wenigstens Frauen empfinden eine Geburt, die sie auf dem Rücken liegend erleben, als positiv. Das ist nicht verwunderlich, hilft diese leider noch immer gängige Geburtsposition weder der werdenden Mutter noch dem Baby. Sie dient einzig und allein der Ärztin auf der anderen Seite: Sie kann bequem aufrecht stehen und hat alles im Blick und unter Kontrolle. Die Rückenlage wurde übrigens von Operationen übernommen, in der Blasensteine entfernt werden. Für die Geburtsarbeit ist es die denkbar schlechteste Position und sollte unbedingt vermieden werden.

Im Kapitel über den Geburtsort sind wir schon einmal kurz darauf eingegangen, dass, wenn gebärende Frauen selbst entscheiden dürfen, sie eine aufrechte oder hockende Position bevorzugen und sich kaum eine freiwillig dafür entscheidet, während der Geburtsarbeit auf dem Rücken zu liegen. Das zeigt, wie gut die körpereigenen Instinkte funktionieren, denn eine Geburt im Liegen kann das Vena-Cava-Syndrom hervorrufen. Dabei drückt das Baby auf die große Hohlvene, die an der Wirbelsäule der Mutter entlangläuft, und das Blut der Gebärenden kann nicht richtig zirkulieren. Durch diese schlechte Blutversorgung wird in zweiter Instanz auch das Baby während der Geburtsarbeit schlechter versorgt.

Hören Sie während der Geburt auf Ihren Körper – er wird Ihnen helfen, die richtige Position für sich und Ihr Baby zu finden. Viele Frauen und Hebammen berichten, dass in der Eröffnungsphase eine aufrechte Position als angenehm empfunden wird. Sie können breitbeinig an eine Wand angelehnt stehen und die Fersen fest in den Boden drücken. Einige Gebärende hängen sich auch gern in die Arme ihres Partners oder Geburtsbegleiters oder nutzen ein von der Decke hängendes Seil oder eine Sprossenwand, um sich abzustützen. Besonders gern wird in den Geburtshäusern ein von der Decke hängendes Tuch verwendet, in das sich die Gebärende bequem reinhängen kann.

Fühlen Sie sich vielleicht wohler, wenn Sie vornübergebeugt sind, dann probieren Sie diese Position: Sie lehnen mit den Armen auf dem zukünftigen Wickeltisch, Ihrem Esstisch oder einem entsprechenden Einrichtungsstück in Krankenhaus oder Geburtshaus. So haben Sie einen optimalen Halt, und Ihr Becken bleibt beweglich. Gleichzeitig kann Ihnen Ihr Partner oder Geburtsbegleiter den Rücken massieren. Finden Sie für sich eine Höhe, in der sie sich wohlfühlen und wechseln Sie die Position nach Bedarf.

Viele Frauen finden es auch entspannend, wenn sie bei der Geburtsarbeit laufen. Wenn Sie mögen, können Sie immer wieder hin- und herlaufen und zwischen den verschiedenen Positionen wechseln. Denken Sie daran: Es ist Ihre Geburt, Sie allein bestimmen, was Ihnen guttut.

In der Austreibungsphase zieht es viele Gebärende instinktiv in die Nähe des Bodens. Hebammen beobachten, dass sich viele Frauen im Vierfüßler-Stand besonders wohl fühlen, um ihr Kind zu gebären. Um das am Ende Ihrer Geburtsarbeit auszuprobieren, begeben Sie sich mit den Knien auf eine Matte, ein Bett oder einfach den Boden und lehnen Sie sich mit dem Oberkörper auf einen Stapel Kissen, die Bettkante oder einen Pezziball. Möchten Sie währenddessen massiert werden, dürfen Sie diesen Wunsch gerne laut und deutlich äußern.

Erinnern Sie sich noch an die tiefe Hocke, die Ihnen am Anfang des Buches im Kapitel „"Yoga in der Schwangerschaft" begegnet ist? Auch das ist eine wunderbare Geburtsposition, bei der Ihr Kind gut durch das geöffnete Becken gleiten kann.

Haben Sie das Gefühl, Sie möchten eine sitzende Position einnehmen, dann setzen Sie sich verkehrt herum auf einen Stuhl und spüren Sie, wie die Lehne Ihrem Oberkörper halt gibt. Einige Frauen setzen sich gerne auf einen Pezziball und lassen sich von hinten von Ihrem Geburtsbegleiter stützen.

Stellen Sie oder Ihre Hebamme fest, dass Ihr Kind Probleme beim Drehen hat, können Sie sich auf die Seite legen, um ihm in die gewünschte Richtung zu helfen. Diese Seitenlage ist außerdem hervorragend für eine kurze Entspannungs- und Atempause.

Der Vorteil von aufrechten Geburtspositionen:

- Die Wehen werden als weniger schmerzintensiv empfunden und kommen häufiger und regelmäßiger.
- Dammrisse kommen in einer selbstbestimmten Geburtsposition so gut wie nie vor.

- Die gesamte Geburtszeit verringert sich.
- Die Interventionsrate sinkt rapide ab, wenn Sie Ihre Position selbst bestimmen dürfen.
- Die Atmung der Gebärenden wird verbessert und somit auch die Sauerstoffzufuhr zum Baby.
- Der Pressdrang stellt sich ganz automatisch an, und niemand wird Sie auffordern müssen, zu pressen, obwohl Sie sich nicht danach fühlen.
- Durch den Wechsel der Positionen finden Sie die für sich optimale Geburtsposition.
- Sie fühlen sich selbstbestimmt und haben einen optimalen Start in Ihr neues Leben als Mutter

Kapitel 12 – Alternative Geburtspraktiken

Wassergeburt

Die Geburt nahezu schwerelos und selbstbestimmt zu erleben, bei der die Wehen nicht so stark zu spüren sind: das spricht für eine Entbindung in einer Geburtswanne. Das Baby kommt im Wasser deutlich entspannter zur Welt, denn der Übergang vom warmen Mutterleib in das warme Badewasser ist wesentlich angenehmer als bei einer herkömmlichen Geburt.

Bei einer Wassergeburt findet die Geburtsarbeit in der erwähnten Geburtswanne statt, die wesentlich größer als eine herkömmliche Badewanne ist. Viele gebärende Frauen entscheiden sich erst zum Ende der Geburtsarbeit, in die warme Wanne zu steigen, und bevorzugen es vorher noch, spazieren zu gehen oder sich außerhalb der Wanne zu entspannen und auf die eigentliche Geburt vorzubereiten. Natürlich können Sie die Vorteile eines warmen Bades zu jedem Zeitpunkt der Geburtsphasen nutzen, wenn Sie sich darin wohl und geborgen fühlen. Selbstverständlich können Sie auch zu jeder Zeit die Wanne verlassen und eine andere Geburtsposition oder einen anderen Ort wählen und später wieder in die Geburtswanne steigen, wenn Ihnen danach ist. Es ist Ihre Geburt, und Sie entscheiden, was Ihr persönliches Wohlbefinden steigert und was nicht.

Finden Sie die Idee von einer Wassergeburt spannend, sorgen Sie sich aber darum, ob Ihr Neugeborenes dabei eventuell ertrinken kann? Lassen

Sie sich beruhigen: Die Natur hat es so eingerichtet, dass das zum Glück nicht möglich ist. Kommt das Gesicht Ihres neugeborenen Babys mit Wasser in Berührung, verschließt sein Körper automatisch die Luftröhre. Sauerstoff bekommt Ihr Neugeborenes bis zur Abnabelung über die Nabelschnur.

Frauen und Hebammen sehen als entscheidenden Vorteil einer Wassergeburt, dass die werdende Mutter geringere Geburtsschmerzen verspürt als bei einer Geburt auf der Krankenhausliege. Das warme Wasser entspannt die Muskeln und kann die Geburtsarbeit im besten Fall verkürzen. Durch die entspannte Muskulatur kommt es seltener zu Dammverletzungen, und viele Frauen fühlen sich in der Wanne selbstbestimmter, da sie ihren eigenen, kleinen Raum haben. Auf Wunsch kann die Frau in der Geburtswanne selbst erfühlen, wie weit das Köpfchen Ihres Kindes schon vorgerückt ist. So verstärkt sich das Gefühl der aktiven, selbstgesteuerten Geburtsarbeit, bei der sie nicht Patientin, sondern führende Kraft ist.

Auch für das Baby ergeben sich bei einer Geburt im Wasser mehrere positive Effekte. Wie oben beschrieben, ist der Übergang vom warmen Fruchtwasser in das warme Badewasser sehr angenehm. Das Gefühl der Schwerelosigkeit überträgt sich auch auf das Baby, und es arbeitet aktiver bei der Geburtsarbeit mit. Zudem kann es gleich nach der Geburt auf der Brust seiner Mutter ruhen, ohne dass es jemand waschen möchte.

Kinderärzte und Hebammen haben beobachtet, dass Kinder, die im Wasser geboren wurden, nach der Geburt weniger Gewicht verlieren, sich sehr gut entwickeln, rasch an Größe zunehmen und im weiteren Leben oftmals gelassener und entspannter sind.

Eine Wassergeburt ist für jede Gebärende möglich, die die 37. Schwangerschaftswoche hinter sich gebracht hat und deren Schwangerschaft ohne Komplikationen verläuft. Besprechen Sie Ihren Wunsch mit Ihrer Hebamme oder Ihrer Frauenärztin, sie können am besten entscheiden, ob eine Wassergeburt für Sie in Frage kommt.

Frauen, die eine Periduralanästhesie oder andere Schmerzmittel bekommen haben oder deren Kind sich in Steißlage befindet, dürfen leider nicht in die Gebärwanne.

Eine Wanne für die Wassergeburt wird in vielen Krankenhäusern bereitgestellt. In den meisten Geburtshäusern gehören sie zum Standardequipment, und für eine Hausgeburt können Sie sich eine Geburtswanne ausleihen.

Lotusgeburt

Unter ihren Anhängerinnen gilt die Lotusgeburt als die natürlichste Form der Geburt und Abnabelung. Es ist ein Geburtsritual, bei dem die Nabelschnur und die Plazenta solange am Neugeborenen bleibt, bis sich beide selbstständig lösen. Anders als beim Auspulsieren der Nabelschnur, bei der sie nach dem erfolgten Blutaustausch gekappt wird, verbleiben Nabelschnur und Plazenta am Neugeborenen. Nachdem die Mutter die Nachgeburt ausgestoßen hat, wird die Plazenta gereinigt, in weiche Tücher gewickelt und in einem Tongefäß aufbewahrt. Dabei bleibt sie die ganze Zeit über die Nabelschnur mit Ihrem Säugling verbunden. Nach ungefähr einem Tag wird die Plazenta mit Salz eingerieben und mit Kräutern bestreut, um sie zu konservieren.

Das Kind soll nach einer Lotusgeburt glücklicher aufwachsen und entspannter in die Welt starten. Die Abnabelung verursacht zwar weder bei der Mutter noch bei dem Baby Schmerzen, es kann jedoch sein, dass ein vorschnelles Abnabeln unbewusst Verlustängste bei dem Neugeborenen hervorruft.

Ein nachgewiesener Vorteil ist, dass Ihr Kind bei einer Lotusgeburt mit einer Extraportion Blut und somit auch wertvollem Eisen versorgt wird. Da keine Abnabelung stattfindet, kann sich die nicht vorhandene

Nabelwunde Ihres Kindes auch nicht entzünden. Nabelschnur und somit auch Plazenta lösen sich nach drei bis zehn Tagen sanft und selbstständig vom Säugling ab.

Wünschen Sie sich eine Lotusgeburt für Ihr Kind, kann es sein, dass Ihre Frauenärztin Ihnen grundlos davon abraten wird. Lassen Sie sich nicht beirren und wechseln Sie gegebenenfalls die Praxis. Viele Hebammen schätzen die Vorteile einer Lotusgeburt und werden Sie in Ihrem Vorhaben unterstützen. Denken Sie immer daran: Es ist Ihre Geburt, und Sie allein bestimmen, was passieren soll!

HypnoBirthing

Dank Selbsthypnose keine oder nur geringe Schmerzen in der Geburtsarbeit erleben – das ist dank HypnoBirthing möglich. Frauen, die diese Methode bei der Geburt verwendet haben, schwärmen von einem durchweg entspannten und selbstbestimmten Geburtserlebnis.

Nach einer Vielzahl von Geburtsbeobachtungen hat ein englischer Geburtshelfer festgestellt, dass Frauen, die in die Geburtsarbeit gehen, ohne Schmerzen zu erwarten, und entsprechend keine Ängste haben, eine komplikationslose und entspannte Geburt haben. Durch die Anspannung und die Sorgen, mit der viele werdende Mütter in die Geburt starten, verkrampfen sie automatisch und verhindern so unbewusst eine natürliche Geburtsarbeit.

Sie denken sich: „Das will ich auch!" Kein Problem! Sie können sich vor der Geburt Techniken aneignen, die Ihnen helfen, sich zu entspannen und sich in einen tranceartigen Zustand zu begeben. Sie sind dann weder willenlos noch manipulierbar, wie es gerne in Shows dargestellt wird. Ganz im Gegenteil: Sie werden sich auf das fokussieren, was wichtig ist, und negative Gefühle erst gar nicht zulassen. In speziellen Kursen lernen Sie in der Regel zunächst Ihre tiefsitzenden Ängste kennen und lernen dann, diese zu neutralisieren. In einem weiteren Schritt lernen Sie Tiefenentspannungstechniken kennen, die Sie dann in der Geburtsarbeit anwenden können. Sinnvoll ist es, dass auch Ihr gewünschter Geburtsbegleiter an einem HypnoBirthing-Kurs teilnimmt, damit er Sie mit speziellen Massagen entspannen kann und Ihnen hilft, an Ihren persönlichen gedanklichen Wohlfühlort zu finden.

Studien haben ergeben, dass Gebärende, die sich vorher intensiv mit Selbsthypnose beschäftigt haben und während der Schwangerschaft oft geübt haben, ein deutlich sanfteres Geburtserlebnis haben.

Sanfte Hilfsmittel für die Geburt

Damit Sie Ihre Geburt als so angenehm und selbstbestimmt wie möglich erleben, gibt es einige Hilfsmittel, die in einigen Krankenhäusern und den meisten Geburtshäusern zur Verfügung stellen. Für eine geplante Hausgeburt können Sie sich die folgenden Hilfsmittel kaufen oder leihen.

Der Gebärhocker

Die positiven Auswirkungen des Gebärhockers sind schon seit Jahrhunderten bekannt und werden von gebärenden Frauen auf der ganzen Welt genutzt. Es ist ein nierenförmiger Stuhl mit Aussparung für das Baby. Wenn Sie auf dem Gebärhocker sitzen, können Sie sich von hinten von Ihrem Partner stützen lassen. In der sitzenden Position hilft die Schwerkraft Ihrem Baby, leichter durch den Geburtskanal zu gleiten. Die Hebamme kniet vor Ihnen und kann Ihnen auf Wunsch mitteilen, wie die Geburtsarbeit voranschreitet.

Der Gebärstuhl

Der Gebär- oder auch Geburtsstuhl ist ähnlich wie der Geburtshocker aufgebaut. Im Gegensatz zu ihm hat der Gebärstuhl eine Lehne, und Sie sitzen insgesamt nicht so tief. Auch hier hilft die Schwerkraft durch die Sitzposition beim Gebären. Er wird gern unterstützend verwendet, wenn die werdende Mutter am Ende der Geburtsarbeit nicht mehr so viel Kraft hat. Viele Frauen berichten, dass die Anstrengung auf einem Stuhl nicht so groß ist wie auf dem Gebärhocker.

Roma-Rad

Das Roma-Rad ist vom Aufbau her dem Gebärstuhl sehr ähnlich. Es besteht aus einem Sitz, der zwischen zwei Reifen befestigt ist. Die Reifen dienen als Stützen für Ihre Arme, Ihre Füße finden Halt in zwei Schlingen, die im unteren Bereich angebracht sind. Einige Frauen beschreiben es als Mischung zwischen Hängematte und Geburtsstuhl. Sie können während der Geburtsarbeit im Roma-Rad sitzen, liegen, pendeln, hin- und herwippen oder schaukeln – ganz nach Ihren Bedürfnissen. Auch hier hilft die Schwerkraft Ihnen und Ihrem Baby, eine sanfte Geburt zu erleben.

Seile oder Tücher

Von der Decke hängende Seile oder Tücher können Ihnen helfen, wenn Sie weder liegen noch aus eigener Kraft sicher stehen können oder möchten. Hängen Sie sich in die Seile und entlasten Sie Ihren Rücken bei der Geburtsarbeit. Dadurch können Sie Ihre gesamte Energie in Ihren

Beckenbereich schicken und Ihrem Baby den Weg durch selbigen erleichtern. Lassen Sie sich die Höhe nach Ihren Bedürfnissen einstellen. Gern können Sie die Seile oder Tücher mit anderen Hilfsmitteln wie dem Pezziball kombinieren.

Pezziball

Der große, luftgefüllte Gymnastikball kann auf unterschiedliche Weisen während der Geburtsarbeit genutzt werden. Sie können sich auf ihm abstützen, wenn Sie im Vierfüßler-Stand sind, oder sich über den Pezziball legen, um Ihren Rücken zu entspannen. In der Eröffnungsphase können Sie sich auf ihn setzen und die Beine nach außen spreizen. So kann sich Ihr Muttermund leichter öffnen und Ihr Kind tiefer in den Geburtskanal rutschen. Sie können Ihr Kind aktiv unterstützen, wenn Sie sanft mit dem Becken kreisen.

Sprossenwand

Eine Sprossenwand, wie Sie sie aus dem Sportunterricht kennen, kann Ihnen während der Geburtsarbeit ein wertvolles Hilfsmittel sein. Ob im Stehen, Hocken oder im Vierfüßler-Stand: an der Sprossenwand können Sie sich nach Belieben festhalten und abstützen.

Kapitel 13 – Interventionen bei der Geburtsarbeit

Manchmal geht alles sehr schnell und es gibt besondere Situationen, in der ein künstlicher Eingriff in die Geburt notwendig ist. Wie Sie am besten damit umgehen können und was Sie erwartet, lesen Sie im folgenden Kapitel.

Geburtseinleitung

Unter bestimmten Gegebenheiten ist es durchaus sinnvoll, eine Geburt künstlich einzuleiten. Allerdings sollten einige Hinweise, die darauf deuten, mit Vorsicht genossen werden. Oft werden Geburten eingeleitet, weil das Baby als übertragen eingeschätzt wird. Dabei ist die Errechnung des genauen Geburtstermins nicht immer ganz einfach, und die Geburt kann schnell eine oder zwei Wochen vor oder nach dem errechneten Termin liegen. Die Weltgesundheitsorganisation rät dazu, Einleitungen nur vorzunehmen, wenn es wirklich notwendig ist. Das ist in weniger als zehn Prozent der Geburten gegeben.

Lassen Sie sich genau erklären, warum die Ärzte bei Ihnen eine Einleitung für sinnvoll halten und was passieren würde, wenn Sie diese ablehnen. Auch wichtig ist, zu wissen, wieviel Zeit Sie noch warten können, da viele Geburten eher etwas zu früh künstlich eingeleitet werden. In den meisten Fällen ist noch etwas Spielraum, den Sie gerne nutzen können. Denn die eingesetzten Medikamente wirken auch bei Ihrem ungeborenen Baby und können einen erfolgreichen Stillstart erschweren.

Bei einer künstlichen Einleitung kann es zu sehr starken Wehen kommen. Bitten Sie daher darum, das einleitende Mittel intervallmäßig und nicht kontinuierlich zu bekommen. Machen Sie sich bemerkbar, wenn die Wehen einsetzen – in der Regel kann dann auf eine weitere Gabe verzichtet werden, da die Geburt von allein in Gang kommen kann. Forschungsergebnisse zeigen, dass eine geringe Dosierung das Risiko eines Notkaiserschnitts reduziert.

In einigen Krankenhäusern wird die Fruchtblase vom behandelnden Arzt oder der behandelnden Ärztin geöffnet, um die Geburt zu beschleunigen. Ist dies einmal geschehen, greifen Richtlinien, die besagen, nach welchem Zeitraum ein Kaiserschnitt durchgeführt werden muss. Wird die Fruchtblase nicht zum Platzen gebracht, können Sie unter bestimmten Umständen noch einmal nach Hause und bei steigender Wehentätigkeit wieder ins Krankenhaus zurückkehren.

Kaiserschnitt

Ein im Voraus geplanter Geburtstermin klingt erstmal verlockend. Sie können den Termin festlegen, und Ihr Partner kann passend dazu Urlaub beantragen oder bei seinem Chef ankündigen, dass er an diesem Tag nicht zur Arbeit kommen wird.

In der heutigen Zeit erblickt im Durchschnitt eins von drei Babys per Kaiserschnitt das Licht der Welt. Dabei ist die Notwendigkeit nicht immer zwingend ersichtlich, und über die dramatischen Folgen für Mutter und Kind wird wenig berichtet. Viele Mütter haben Schwierigkeiten, ihr Neugeborenes nach einem solchen operativen Eingriff zu stillen, und auch der Alltag wird nach einer Operation zur Herausforderung, da sich der Körper erholen muss, während das Baby gleichzeitig seine Mutter rund um die Uhr braucht.

Falls ein Kaiserschnitt aus bestimmten Gründen unbedingt erforderlich ist, planen Sie ihn nach Möglichkeit nicht, sondern lassen Sie die Geburt natürlich beginnen. Damit geben Sie Ihrem Körper die Möglichkeit, wichtige Hormone auszuschütten, die auch Ihr ungeborenes Kind spürt und damit auf das Verlassen seiner gewohnten Umgebung – Ihrem Bauch – vorbereitet wird.

Soll ein Kaiserschnitt nur deswegen erfolgen, weil Sie bereits einen hatten und es keine weiteren Indikatoren dafür gibt, fragen Sie, ob nicht doch eine natürliche Geburt möglich ist. Entscheiden Sie sich bei einem Kaiserschnitt, der nicht zu vermeiden ist, lieber für eine Teil- als für eine Vollnarkose, denn davon erholen Sie sich wesentlich schneller.

Auch bei einem operativen Eingriff bleibt es Ihre Geburt, die Sie nach Ihren Wünschen gestalten dürfen. Sie entscheiden, wer dabei sein darf, und Sie können die Chirurgin oder den Chirurgen bitten, die Nabelschnur auspulsieren zu lassen. Nach dem Durchtrennen sollte Ihnen Ihr Baby sofort gereicht werden oder zu mindestens ein kurzer Körperkontakt erfolgen, damit Sie Ihr Baby begrüßen können. Der Geruch und die Berührung mit Ihrem Neugeborenen helfen bei der gefühlsmäßigen Verarbeitung, und Ihre Begleitperson kann das Baby halten, während es das erste Mal aus Ihrer Brust trinkt.

Saugglocke

In einigen seltenen Fällen wird am Ende der Geburtsarbeit ein Sauerstoffmangel beim Baby festgestellt. Da in solchen Fällen schnelles Handeln erforderlich ist, wenn die Mutter nicht mehr genug Kraft zum Pressen hat, wird in einigen wenigen Fällen mit einer Saugglocke nachgeholfen. Das Kind wird aber nicht mit Gewalt aus dem Mutterleib herausgezogen. Eine Saugglocke unterstützt das Baby dabei, den Geburtskanal mit

Hilfe von Unterdruck zu verlassen. Der gebärenden Mutter werden vor dem Einsatz Schmerzmittel verabreicht, und in der Regel wird ein Dammschnitt vorgenommen. Die Saugglocke wird in den Geburtskanal eingeführt und am Hinterkopf des Kindes fixiert. Mit Hilfe von Unterdruck wird das Baby sanft durch den Geburtskanal geführt, bis sein Köpfchen zu sehen ist.

Zurück bleibt auf dem Kopf des Babys nach der Saugglockengeburt meistens eine kreisrunde Rötung, und die Haut kann etwas geschwollen sein. Nach einigen Tagen sind die Spuren verschwunden und dem Neugeborenen ist nicht mehr anzusehen, dass es mit der Unterstützung einer Saugglocke geboren wurde.

Beruhigend zu wissen: Dieses Hilfsmittel wird bei nur etwa fünf Prozent der gesamten Geburten in Deutschland verwendet.

Zangengeburt

Manchmal kommt es vor, dass die werdende Mutter nicht mehr genug Kraft hat, um Ihr Kind eigenständig aus dem Geburtskanal zu pressen. Entscheidet sich die Frauenärztin aus bestimmten medizinischen Gründen nicht für die Verwendung der Saugglocke, wird bei einer stockenden Geburt mit der Geburtszange nachgeholfen. Damit die Zange eingesetzt werden kann muss der Muttermund bereits vollständig geöffnet sein. Vor dem Einsatz wird ein Dammschnitt vorgenommen und die Gebärende örtlich betäubt.

Mit der Geburtszange greift die Ärztin den Kopf des Babys und hebt es so behutsam wie möglich aus dem Geburtskanal. Dabei wird der Kopf des Kindes ein wenig in die Länge gezogen. Die Spuren der Zangengeburt sind noch einige Tage sichtbar, mit der Zeit verschwinden auch diese.

Beruhigend zu wissen: Dieses Hilfsmittel wird bei nur etwa 0,5 Prozent der gesamten Geburten in Deutschland verwendet.

Dammschnitt oder -riss

Ein Thema, über das wenig gesprochen wird, aber viele Frauen bei der Geburt erleben, ist ein Dammschnitt oder ein Dammriss. Bei ersterem wird der Dammbereich der gebärenden Frau manuell eingeschnitten, bei letzterem reißt das Gewebe während der Geburt von allein. Machen Sie sich keine Sorgen, weder das eine noch das andere sind während einer natürlichen Geburt mit starken zusätzlichen Schmerzen verbunden. Einige Frauen berichten davon, dass sie es gar nicht bemerkt hätten, hätte ihre Hebamme oder die Frauenärztin sie nicht darauf hingewiesen. Das hat mit der Ausschüttung von schmerzlindernden Hormonen zu tun, die Ihr Körper bei der Geburtsarbeit ausschüttet.

Von einem routinemäßigen Dammschnitt, um die Geburtsarbeit zu erleichtern, sollte unbedingt abgesehen werden. Zum Glück wird er immer seltener durchgeführt, aber es gibt noch zahlreiche Krankenhäuser, die relativ schnell zur Schere greifen. Untersuchungen haben ergeben, dass das geschnittene Gewebe nicht so gut verheilt, denn Blutgefäße und Nervenbahnen werden beim Durchtrennen stark verletzt. Bei einem natürlichen Riss hingegen reißt das Gewebe entlang der Blut- und Nervenbahnen. Es kommt nicht so stark zu Blutungen, und auch die Sensibilität in dem Bereich ist nach dem Verheilen wesentlich besser.

Doch nicht bei jeder Geburt wird der empfindliche Dammbereich so stark überdehnt, dass er reißt oder geschnitten werden muss. Sie können Ihrem Körper helfen, sich auf die Geburt vorzubereiten, und den Damm massieren, damit sich seine Dehnbarkeit erhöht. Benutzen Sie für die Dammmassage ein natürliches Öl wie Olivenöl oder besorgen Sie sich in der Apotheke ein spezielles Dammmassageöl.

Um ein Gefühl dafür zu bekommen, wie eine Massage die Elastizität und Dehnbarkeit Ihrer Haut erhöhen kann, massieren Sie zunächst die Haut zwischen Daumen und Zeigefinger. Kneten Sie die Stelle für ungefähr fünf Minuten und spreizen Sie anschließend Ihre Finger auseinander. Bei einem Vergleich mit der anderen Hand werden Sie sehen, wie Sie mit einer einfachen Massage Ihre Haut weicher und flexibler gemacht haben. Das Gleiche passiert bei einer Massage im Dammbereich.

Für eine Dammmassage führen Sie zwei bis drei Finger in Ihre Scheide und massieren Sie in einer U-förmigen Bewegung Ihren Damm. Dabei können Sie ein Bein auf einem Stuhl abstellen, um sich die Massage zu erleichtern. Massieren Sie auf diese Weise fünf bis zehn Minuten einmal am Tag Ihren Damm.

Sie können sich nicht vorstellen, sich selbst in dem intimen Bereich zu massieren? Kein Problem: Mit der Übung "Tiefe Hocke", welche Sie weiter vorn im Buch finden, können Sie ebenfalls die Elastizität Ihres Dammbereichs trainieren.

Sollte Ihr Dammbereich reißen, gibt es einige Mittel, die die starken Schmerzen der ersten Tage lindern können.

Pflegetipps bei einer Dammverletzung

- Liegen Sie so viel wie möglich mit Ihrem Neugeborenen im Bett.
- Legen Sie einen eiskalten Waschlappen oder ein eingewickeltes kühlendes Päckchen auf die Dammnaht.
- Verzichten Sie auf Unterwäsche – je mehr Luft an die Wunde kommt, desto schneller heilt sie. Bei einem starken Wochenfluss schützt ein dickes Handtuch die Matratze.
- Versuchen Sie ein Sitzbad mit Kamillen- oder Schwarztee. Dafür die Wanne nur so volllaufen lassen, dass das Wasser gerade bis zum Dammbereich kommt, und nicht mit den Teebeuteln sparen. Es dürfen gern zehn oder mehr pro Sitzung sein. Hinterher unbedingt an der Luft trocknen lassen oder trockenföhnen.

- Spülen Sie nach dem Toilettengang Ihren Intimbereich mit einem milden Lavendelwasser.

Eine schwierige Geburt verarbeiten

Wird die Geburt nicht bewusst erlebt, da die Frau in Vollnarkose war oder andere Erlebnisse die Ankunft des Babys überschatten, ist das oft ein traumatisches Erlebnis für die junge Mutter, das sie lange begleiten kann. Es ist aber niemals die Schuld der jungen Mutter, wenn die Geburt anders verlief als geplant.

Viele Frauen haben nach einem Kaiserschnitt Probleme, sich über Ihr Baby zu freuen und es richtig anzunehmen. Der natürliche Geburtsprozess geht mit einer bunten Mischung an verschiedenen Hormonen einher, die bei einem Kaiserschnitt fehlen. Einigen Müttern ist ihr lang ersehntes Baby plötzlich fremd, und sie fühlen sich in ihrer neuen Rolle überfordert. Haben Sie eine traumatische Geburt hinter sich, können Sie einiges tun, um ein enges Band zu Ihrem Baby aufzubauen. Machen Sie sich aber bitte niemals Vorwürfe!

Sehen Sie sich dieses zarte Wesen an, und verbringen Sie so viel Zeit wie möglich mit Ihrem Kind. Nach und nach entdecken Sie immer mehr liebenswerte Besonderheiten an ihm, und Ihr Baby wird Ihnen ans Herz wachsen. Lassen Sie Ihr Baby ganz nah an sich heran und legen Sie sich Ihr nacktes Kind auf Ihren Bauch oder Busen. Durch den engen Körperkontakt werden Hormone ausgeschüttet, die die Bindung zwischen ihnen beiden festigen. Ist Ihr Baby bei der Berührung feucht, weil es vorher gebadet wurde, kann das Erinnerungen an die Geburt wachrufen. Weinen Sie, wenn Ihnen danach ist, und erleben Sie das Kennenlernen ein zweites Mal in einer Ihnen vertrauten Umgebung, wo alle Gefühle willkommen und gut sind.

Lassen Sie sich außerdem von Ihrem Partner, von Freunden und Verwandten verwöhnen, und scheuen Sie sich nicht davor, alle Hausarbeiten in der ersten Zeit von jemand anderem erledigen zu lassen. Was Sie jetzt brauchen, ist enger Kontakt zu Ihrem Kind, und Ihr Kind braucht Sie. Sie werden sehen, nach einigen Wochen sieht die Welt schon wieder ganz anders aus, und Sie werden den Alltag mit Ihrem Neugeborenen genauso gut meistern wie eine Frau, die auf natürliche Weise entbunden hat.

Und ganz wichtig: Sie dürfen traurig sein! Traurig darüber, dass die Geburt anders verlaufen ist, als Sie es sich gewünscht haben. Trauer ist ein wichtiger Prozess der Verarbeitung. Haben Sie das Gefühl, Sie brauchen mehr Unterstützung, scheuen Sie sich nicht, professionelle Hilfe in Anspruch zu nehmen.

Kapitel 14 – Nach der Geburt

Die ersten Stunden und Tage nach der Geburt

Was für eine Höchstleistung Sie und Ihr Baby hinter sich gebracht haben, merken Sie vielleicht erst einige Stunden oder Tage nach der eigentlichen Geburt. Nehmen Sie sich die Zeit, die Sie brauchen, um in Ihrem neuen Lebensabschnitt anzukommen. Die ersten Tage mit einem Neugeborenen sind aufregend, wunderschön und manchmal sehr herausfordernd. So lange haben Sie diesen Tag entgegengesehnt, an dem Sie das Ergebnis Ihrer Liebe in den Armen halten können, und nun stellen sich erste Zweifel ein? Werde ich das alles schaffen? Ja, das werden Sie! Sie sind gut genug, so wie Sie sind, und die beste Mutter, die Ihr Kind haben kann. Tiefphasen sind im Leben einer Mutter genauso normal wie Momente des puren Glückes. Wichtig ist, dass Sie sich auf sich und Ihr Kind konzentrieren und nicht darauf, was andere von Ihnen erwarten. Auch der Haushalt darf in den ersten Wochen nach der Geburt vernachlässigt werden.

Das erste Kuscheln mit Ihrem Kind

Das Spüren Ihrer Haut und ein direkter Körperkontakt mit Ihnen hilft Ihrem frischgeborenen Kind, in der Welt außerhalb Ihres geschützten und warmen Bauches anzukommen. Durch den engen Hautkontakt unmittelbar nach der Geburt werden Hormone ausgeschüttet, die Sie und Ihr Neugeborenes die anstrengende Geburtsarbeit vergessen lassen. Auch die Milchproduktion wird durch ein enges Kuscheln angeregt, und der Stillstart gelingt bei Müttern leichter, die nicht über eine längere Zeit von Ihrem Kind getrennt sind. Zudem kommt Ihr Baby beim engen Kuscheln mit Ihrer Hautflora und den darauf befindlichen, gesunden Bakterien in Berührung. Das stärkt seine Abwehrkräfte und unterstützt das körpereigene Immunsystem Ihres Kindes.

Bei einigen frisch gebackenen Mütter kommt es nach der Geburt zu depressiven Verstimmungen, da sie im Krankenhaus den Großteil des Tages im Bett verbringen (müssen) und nicht viel Abwechslung haben. Haben sie allerdings ihr neugeborenes Baby im Arm und ständig bei sich, so bleiben die Depressionen meistens aus. Durch den engen Kontakt wird die Mutter-Kind-Bindung enorm gestärkt und der Grundstein für ein liebevolles, geborgenen Verhältnis geschaffen, indem Ihr Kind Urvertrauen entwickeln kann. Eine wichtige Errungenschaft für sein weiteres Leben. Ein Kind, dass Urvertrauen entwickeln durfte, wird ein sicherer, selbstständiger Erwachsener, der frohen Mutes durch die Welt geht. Bereits im Kindesalter sind sicher gebundene Kinder neugieriger und fremdeln nicht so häufig und stark.

Das erste Stillen

Kurz nach der Geburt werden Sie spüren, dass Ihr Neugeborenes das erste Mal stillen möchte. Vielleicht reibt es seine Nase an Ihrem Oberkörper, streckt seine Hände immer wieder suchend aus oder windet sich langsam, kaum merklich in Richtung Brust. Das Stillen hat seit Anbeginn der Menschheit das Überleben von Babys gesichert und ist die natürlichste Sache der Welt. Vertrauen Sie wie bei der Geburt Ihrem

Körper und der Fähigkeit, Ihr Kind zu nähren – so, wie es die Natur vorgesehen hat.

Lehnen Sie sich entspannt zurück und legen Sie Ihr Kind auf Ihre Brust. Dafür müssen Sie nicht vollständig entkleidet sein, eine aufgeknöpfte Bluse, die engen Körperkontakt zulässt, genügt, um Ihr Kind zu wärmen und Ihm die nötige Geborgenheit zu schenken. Wenn Sie mögen, können Sie sich mit einem Tuch oder einer Decke zudecken.

Sorgen Sie sich nicht, wenn Ihr Kind nicht sofort anfängt zu stillen, oder Sie nicht so recht sicher sind, ob sie alles richtig machen. Sie machen alles richtig! Auch ungeschickte Versuche, die zunächst nicht zum gewünschten Ziel führen, sind ein wichtiger Teil dieses Prozesses. Nicht umsonst heißt es auch die Kunst des Stillens.

Ist das Gesicht Ihres Neugeborenen in der Nähe Ihrer Brustwarze, wird es irgendwann anfangen, seinen Mund zu öffnen und zu saugen. Das Gefühl kann Sie vielleicht anfangs überraschen, da ein Baby stark und kräftig saugen kann. Schmerzen sollte es jedoch nicht. Ist das der Fall, probieren Sie, sich oder Ihr Baby in eine andere Position zu bringen – manchmal helfen schon minimale Änderungen.

Lassen Sie Ihr Kind so lange saugen, wie es möchte, oder bis es einschläft. Möchten Sie die erste Stillmahlzeit beenden, weil Sie sich anders hinlegen möchten oder aufstehen müssen, bieten Sie ihm hinterher die andere Brust zum Stillen an.

Beobachten Sie Ihr Neugeborenes aufmerksam: Es zeigt Ihnen, was es braucht, und nach einer kurzen Zeit werden Sie seine Zeichen zu deuten wissen. Ein Saugen an seinem kleinen Händchen oder größer werdende Unruhe sind oft Zeichen dafür, dass es stillen möchte.

Denken Sie daran, dass Ihr Kind bislang ständig über die Nabelschnur mit Nahrung versorgt wurde, und wundern Sie sich bitte nicht, wenn es häufiger Mahlzeiten braucht. Es ist normal, dass Neugeborene stillen, bis sie einschlafen, um direkt nach dem Aufwachen weiterzustillen und vielleicht gleich wieder einzuschlafen. Vergessen Sie das „Stillen nach der Uhr" und legen Sie Ihr Kind immer dann an, wenn Sie das Gefühl haben, es möchte stillen. So kurbeln Sie Ihre Milchproduktion an und stellen sicher, dass Ihr Kind optimal versorgt wird.

Fühlen Sie sich unsicher, lassen Sie sich von Ihrer Hebamme helfen oder nehmen Sie den Kontakt zu einer Stillberaterin auf, bevor Sie zu künstlicher Babynahrung greifen. Lassen Sie sich nicht von Sätzen wie „Sie haben nicht genug Milch" verunsichern. Auch und besonders beim Stillen wird das Angebot durch die Nachfrage reguliert. Einige Säuglinge trinken schneller, andere langsamer. Wieviel Muttermilch Ihr Kind tatsächlich aufnimmt, kann niemand von außen genau beurteilen. Möchten oder müssen Sie überprüfen, wieviel Ihr Neugeborenes getrunken hat, können Sie seine vollen Windeln wiegen. Die Ausscheidungen entsprechen in etwa der Menge an Milch, die es aufgenommen hat.

Lehnen Sie das Stillen aus persönlichen Gründen kategorisch ab, ist das natürlich auch in Ordnung. Auch als Mutter bleibt Ihr Körper Ihr Körper, und niemand außer Ihnen darf über ihn bestimmen.

Ammenmärchen: Stillen schützt vor einer Schwangerschaft.

Machen Sie sich frühzeitig über Verhütungsmöglichkeiten nach der Schwangerschaft schlau. Denn auch ein Stillen nach Bedarf schützt nicht vor einer ungewollten Schwangerschaft, auch wenn viele Mütter nach wie vor felsenfest der Meinung sind, sie könnten nicht schwanger werden solange sie stillen. Wann sich Ihr Zyklus wieder einstellt, kann Ihnen niemand genau sagen, und die Periodenblutung erfolgt ja bekanntermaßen erst nach dem Eisprung - es sei denn, die Eizelle wurde vorher befruchtet.

Das Wochenbett

Der Name Wochenbett stammt aus der Zeit, in der Mutter und Neugeborenes nach der Geburt mindestens für eine Woche gemeinsam ausschließlich im Bett verbringen durften. Nach dieser Zeit blieben die junge Mutter und ihr Kind in der Wöchnerinnenstube. Bis der normale Alltag wieder begann, vergingen tatsächlich mehrere Wochen.

Es ist verständlich, dass am liebsten alle Ihre Freunde und Verwandten den neuen Erdenbürger sehen und begrüßen wollen. Die ersten Tage mit einem Neugeborenen sollten jedoch allein der neuen Familie gehören. Alle anderen dürfen warten, bis Sie sich soweit fühlen, Besuch zu empfangen. Sie und Ihr Baby brauchen einige Tage, bis Sie einen halbwegs stabilen Tagesablauf entwickelt haben. Bis das Stillen funktioniert, dauert es vielleicht einige Versuche, und der Wochenfluss kann für Sie unangenehm sein. Auch wenn Sie sich fit fühlen – schenken Sie sich und Ihrem Baby nach der Geburt Zeit, um in Ruhe in der neuen Situation anzukommen.

Helfende Hände, die kurz Essen vorbeibringen oder kleine Aufgaben im Haushalt übernehmen, dürfen natürlich schon vorher kurz vorbeischauen, sollten aber nicht länger bleiben als nötig. Das klingt vielleicht sehr drastisch, wird Ihnen aber helfen, sich voll und ganz auf Ihr neugeborenes Kind zu konzentrieren und Ihr Neugeborenes gleichzeitig vor Überforderung schützen.

Informieren Sie Ihre Freunde und Verwandten schon vor der Geburt darüber, dass Sie die ersten Tage für sich brauchen. Wenn Sie Besuch empfangen, dürfen Sie entscheiden, wie lange er bleiben darf. Damit soll niemand vor den Kopf gestoßen werden, sondern eine angenehme Umgebung für Sie und Ihr Kind geschaffen werden. Es ist niemals eine Endscheidung gegen Ihren Besuch, sondern immer eine Entscheidung für Ihr Kind und sich selbst.

Körperliche Veränderungen nach der Geburt

In den ersten Tagen nach der Geburt erlebt der weibliche Körper eine enorme Umstellung. Die Schwangerschaft ist vorbei, die Geburt ist geschafft und Ihr Körper stellt sich allmählich auf seinen „Normalzustand" ein.

Bei einer natürlichen Geburt werden eine Menge Hormone ausgeschüttet. Diese sogenannten Endorphine helfen Ihnen während der Geburt, die Kontraktionen auszuhalten, und sie wirken stark stimmungsaufhellend. Nach der Geburt wird die Produktion der Hormone eingestellt, und auch die stimmungsaufhellende Wirkung des Hormons geht langsam verloren. Einige Frauen erleben den sogenannten Babyblues, der ganz normal ist: Im Wochenbett dürfen die Tränen fließen!

Zum Ende der Geburtsarbeit wird die Plazenta zusammen mit der Nabelschnur ausgestoßen. In der Schwangerschaft und während der Geburt ist es die Aufgabe der Plazenta, sehr viele Hormone auszuschütten. Entsprechend durcheinander ist der Hormonhaushalt einer jungen Mutter, nachdem diese ausgeschieden wurde. Das Ablösen der Plazenta hinterlässt eine großflächige, blutende Wunde im Körper. Die Blutung, die daraus resultiert, wird Wochenfluss genannt, der ungefähr zwei Wochen – oder in einigen Fällen auch länger – anhalten kann. Wegen der Infektionsgefahr sollten Frauen während des Wochenbetts nicht baden, sondern lieber duschen oder sich mit einem Waschlappen mit einem milden Duschgel waschen. Es ist ratsam, während des Wochenflusses Binden zu verwenden, da durch Tampons Bakterien und Keime in die Gebärmutter gelangen können.

Die Milchbildung kommt erst einige Tage nach der Geburt so richtig in Gang. Durch den Milcheinschuss vergrößern sich die Brüste, werden hart und können schmerzempfindlich sein. Durch das Anlegen des Kindes kommt es zu Nachwehen. Frauen berichten, dass Sie während des

Stillens eine größere Menge Blut schwallartig verlieren. Dies ist ein gutes Zeichen dafür, dass die Rückbildung der Gebärmutter vorangeht, und ein normaler Vorgang im Wochenbett.

Die Scheide ist nach der Geburt oft geschwollen. Dies kann zu Schmerzen beim Wasserlassen führen, besonders wenn die Frau Geburtsverletzungen erlitten hat. Gegen den strengen Geruch des Wochenflusses und der gereizten Haut im Schambereich hilft es, beim Toilettengang eine Flasche mit Wasser und einigen Tropfen Lavendelöl über der Scheide auszugießen.

Der Beckenboden wurde durch die Geburt sehr stark beansprucht und gedehnt, daher dauert es eine Weile, bis die Nervenenden um die Blase herum wieder vollständig verheilt sind. Dies kann bei manchen Frauen nach der Geburt zu einer temporären Inkontinenz führen.

Die Gebärmutter benötigt 6-8 Wochen, um auf ihre ursprüngliche Größe zurückzuschrumpfen. War sie kurz vor der Geburt in etwa so groß wie eine Wassermelone, zieht Sie sich im Wochenbett auf ihre ursprüngliche Größe, die etwa einer Birne gleicht, zurück. Während dieser Zeit spüren junge Mütter die Rückbildung der Gebärmutter durch Nachwehen, die in den ersten Tagen nach der Geburt eine ähnliche Stärke wie Geburtswehen haben können. Mit der Zeit verlieren sie an Intensität und sind mit Krämpfen während der Menstruation zu vergleichen.

Was für eine Arbeit Ihr Körper also nach der Geburt noch zu bewältigen hat! Da ist es ganz normal, wenn Sie eine Weile brauchen, um sich in Ihrer neuen Rolle als Mutter zurechtzufinden, und Ihre Gefühle erneut Achterbahn fahren, bis sie sich wieder eingepegelt haben. Im Wochenbett ist es ganz normal, dass sich Freude und Traurigkeit die Hand reichen und dass sich Ihr Tagesrhythmus an den Wach-und-Schlaf-Rhythmus Ihres Neugeborenen anpasst.

Bonding oder ein Geschenk fürs Leben

Ein Kind, das sich von Anfang an geborgen fühlt und in den Genuss kommt, ein Urvertrauen aufzubauen, hat die besten Chancen darauf, ein erfülltes Leben als selbstbewusster Erwachsener zu führen. Doch was ist Bonding genau, und wie funktioniert es? Bonding, das ist die enge Verbindung zwischen dem Kind und seinen engsten Bezugspersonen – meist der Mutter und dem Vater. Kaum ein anderes Lebewesen auf diesem Planeten ist so sehr auf Unterstützung nach der Geburt angewiesen wie ein Menschenbaby. John Bowlby, der Bindungsforscher Nummer eins, hat festgestellt, dass Menschen von Anfang an sichere Bindungen brauchen, damit sie selbst im Erwachsenenalter stabile emotionale Bindungen eingehen können und sich selbst lieben können.

Die Mutter-Kind-Bindung

Damit ein Baby sich sicher fühlt, bedarf es Erwachsenen, die sich stets um seine Bedürfnisse kümmern, es nah bei sich tragen und es nicht unnötig lange schreien lassen, sondern sich schnell und liebevoll um es kümmern. Forscher haben nachgewiesen, dass sich der Herzschlag der Mutter mit dem ihres Kindes synchronisiert, die Körpertemperatur der Mutter auf das Kind abgestimmt wird und sogar die Schlafphasen natürlich aneinander angepasst werden, wenn die Mutter bereit ist, das zuzulassen. Oft aber werden junge Mütter verunsichert, indem ihnen gesagt wird, sie sollen ihr Baby nicht verwöhnen, es nicht den ganzen Tag tragen oder es auch mal schreien lassen. Würden sie den Ratschlägen folgen, würde ihr Kind tatsächlich nach einiger Zeit aufhören zu schreien, aber nur, weil es gelernt hat, dass, egal wie sehr es um Hilfe ruft, niemand da ist, um ihm zu helfen . Babys hören nach einer bestimmten Zeit auf zu schreien, weil ihr Körper sie einfach „abschaltet", um sie vor Überlastung zu schützen. Das tut der Entwicklung des Gehirns nicht gut, weil gerade in der Zeit die für Empathie zuständigen Bereiche gebildet werden. Wenn man sein Kind schreien lässt, fördert man im besten Fall narzisstische Neigungen, und im schlimmsten Fall soziopathische. Ein Baby kann sich in den ersten Wochen und Monaten eben nur über nonverbale Gesten und letztendlich das Schreien bemerkbar machen. Und ein neugeborenes Kind kann nicht zu sehr verwöhnt werden – es ist davon abhängig, dass Sie als Mutter seine Bedürfnisse erfüllen, da es das noch nicht alleine kann.

Viele junge Mütter haben Angst, ihr Neugeborenes mit ins elterliche Bett zu nehmen. Sie sorgen sich um ihre Paarbeziehung und haben Angst, dass ihr Kind dann niemals selbstständig wird. Dabei ist das Familienbett der beste Garant für ausreichenden Schlaf: Sie müssen nachts nicht in ein anderes Zimmer gehen, um Ihr Kind zu stillen, sondern können es einfach an sich ziehen und weiterdösen. Ihr Säugling wird durch die Nähe zu Ihnen sicherer schlafen und weniger aufwachen, als wenn es in einem dunklen Raum ganz allein liegt und weder Ihre Atemgeräusche hört noch die Wärme Ihres Körpers spürt. Kümmern Sie sich frühzeitig um ein großes Bett oder am besten eine große Matratze auf dem Boden, auf der alle aus der Familie genug Platz finden. Eine Matratze oder mehrere, die auf dem Boden liegen, verhindern, dass Ihr Kind versehentlich aus dem Bett fallen kann.

Babys meckern nicht und wollen Sie auch nicht manipulieren! Wenn sie weinen, dann tun sie das, weil es ihnen nicht gut geht und in ihrer kleinen Welt etwas falsch läuft. Ein weinendes Baby ist eher das Resultat davon, dass die Mutter oder eine andere enge Bezugsperson noch nicht auf die nonverbalen Zeichen geachtet haben. Daher sollte auf jedes Weinen prompt und ohne negative Gefühle reagiert werden. Mit der Zeit werden Sie Ihr Baby immer besser kennenlernen und seine Zeichen frühzeitig deuten können, ohne dass es weinen muss.

Auch das Stillen nach Bedarf fördert eine sichere Mutter-Kind-Bindung, ist es nicht nur reine Nahrungsaufnahme, sondern ein einfacher Weg, engen Körperkontakt zu genießen, der Sicherheit und Geborgenheit schenkt. Lassen Sie sich nicht einreden, Ihr Neugeborenes müsse nur alle drei oder vier Stunden an die Brust. Jeder Mensch ist individuell, und Ihr Baby weiß selbst am besten, wann es hungrig oder durstig ist oder einfach nur Nähe braucht.

Tragen Sie Ihr Kind so oft und so viel wie möglich! Die Nähe zu Ihnen hilft Ihrem Baby, sich sicher und geborgen zu fühlen. Die vielen Eindrücke, die auf ein Neugeborenes kurz nach der Geburt einprasseln, sind enorm. Neue Gerüche, helle Lichter, verschiedene Stimmen und Geräusche – das alles muss ein Säugling erst einmal lernen, einzuordnen und zu verarbeiten, und wo könnte es das besser tun als auf dem Arm oder im Tragetuch ganz nah an seiner Mutter.

Vertrauen Sie auf Ihre Instinkte, Sie werden Sie leiten und Ihnen zu einer engen und sicheren Bindung zu Ihrem Kind verhelfen. Das erste Bonding findet übrigens bereits im Mutterleib statt. Nach der Geburt beginnt sich das Band der engen Bindung zu weben, wenn Ihr Kind direkt nach der Geburt auf Ihnen liegt, um in Ruhe in der Welt anzukommen.

Haben Sie eine negatives Geburtserlebnis oder wurden Sie nach einem Kaiserschnitt von Ihrem Kind getrennt, bedeutet das nicht zwangsläufig, dass eine sichere Bindung zu Ihrem Kind für immer gefährdet ist. Gönnen Sie sich und Ihrem Kind viel Ruhe und Zeit mit Ihnen allein, das hilft Ihnen beiden, die Geburt zu verarbeiten, und schweißt zusammen.

Die Vater-Kind-Bindung

Nicht nur die Mutter baut eine emotionale Bindung zu Ihrem Kind auf, auch die Bindung zum Vater ist wichtig für die emotionale Stabilität seines heranwachsenden Kindes. Auch er kann bereits vor der Geburt ein Band zwischen ihm und seinem ungeborenen Baby aufbauen, indem er mit dem Kind im Mutterleib spricht, ihm vorsingt oder einfach nur den Bauch streichelt. Nach der Geburt kann der Vater dem Säugling genauso gut Trost, Nähe und Geborgenheit schenken wie es seine Mutter, indem er sich liebevoll um sein Baby kümmert. Ein Vater, der nur passiv an der Entwicklung seines Kindes beteiligt ist, gehört längst der Vergangenheit an.

Dabei sehen sich viele Väter vor dem Problem, dass Sie nicht wie die Mutter viel Zeit mit ihrem Kind verbringen können, da in der Elternzeit ein Baby in den meisten Fällen von der Mutter betreut und umsorgt wird. Für den Vater bleiben nach der Arbeit nur die wenigen Abendstunden und die Wochenenden. Für eine sichere Bindung ist aber nicht allein die Quantität, sondern viel mehr die Qualität entscheidend. Kümmert sich der Vater in der wenigen Zeit, die ihm bleibt, dafür umso fürsorglicher um sein Kind, kann ein sehr enges Band zwischen den beiden entstehen. Außerdem steht es auch dem Vater frei, die Elternzeit mit seiner Partnerin zu teilen oder unbezahlten Urlaub zu nehmen.

Tipps für den jungen Vater, der eine enge Bindung zu seinem Kind aufbauen möchte:

- Tragen Sie Ihr Baby in einem Tragetuch oder auf Ihrem Arm.
- Trauen Sie sich zu, mit Ihrem Kind alleine Zeit zu verbringen. Das gelingt am besten, wenn es frisch gestillt wurde oder Sie die Möglichkeit haben, es mit einem Becher, Fläschchen oder anderem zu füttern.
- Lesen Sie Ihrem Baby etwas vor oder singen Sie ihm ein Lied.
- Wickeln Sie Ihr Kind und übernehmen Sie auch andere Pflegeaufgaben – ein gemeinsames Bad zum Beispiel fördert die Vater-Kind-Bindung.

- Kuscheln Sie mit Ihrem Kind und lassen Sie es gerne auf Ihrer freien Brust liegen. Sie müssen nicht stillen können, damit Ihr Kind die Nähe zu Ihnen genießt.

- Entwickeln Sie eigene Routinen mit Ihrem Baby, und haben Sie keine Angst, etwas falsch zu machen – vertrauen Sie auf Ihre Instinkte und lassen Sie sich von Ihren Gefühlen leiten

Der Vater im Wochenbett

Meistens ist die frischgebackene Mutter nicht allein im Wochenbett, sondern wird von dem frischgebackenen Vater begleitet. Auch wenn dieser relativ früh wieder an seinen Arbeitsplatz zurückkehren muss, kann er einiges tun, um Sie im Wochenbett zu unterstützen.

Oft sieht er sich nur als passives Mitglied und bedarf etwas Hilfe, um sich aktiv einzubinden. Er kann Sie trösten, wenn Sie von Ihren Gefühlen überrannt werden, kann Ihnen beim Stillen beiseitestehen und sich um das Neugeborene kümmern, indem er es anzieht, es nah bei sich trägt oder es badet. Eine wichtige Aufgabe kann es für den jungen Vater sein, Sie vor Menschen zu schützen, die Ihnen im Wochenbett nicht guttun. Das kann zum Beispiel die plauderfreudige Nachbarin sein, die „nur mal kurz gucken möchte", oder die eigene Mutter, die zu vielem einen (un)passenden Ratschlag hat.

Er kann dafür sorgen, dass im Kühlschrank immer genug zu essen ist und auch das Tiefkühlfach üppig gefüllt ist, außerdem kann er Ihnen frische und gesunde Snacks zubereiten. Zudem kann er Ihnen helfen, wenn er in der ersten Zeit einen größeren Anteil an der Hausarbeit übernimmt und Sie somit entlastet. Machen Sie sich in puncto Haushalt aber gerade in den ersten Wochen nicht zu viel Stress und lassen Sie Dinge bewusst liegen, die später erledigt werden können.

Ein junger Vater kann in der ersten Zeit nach der Geburt dafür sorgen, dass er frühzeitig nach Hause kommt und erstmal keine Überstunden übernimmt, damit er sich Ihnen und Ihrem gemeinsamen Kind widmen kann.

Zudem kann er Ihnen aufmunternde Worte schenken und anerkennen, welche Arbeit Sie täglich leisten.

Vergessen Sie nicht, diese herausfordernde erste Zeit geht vorüber. Die meisten Frauen sind nach sechs Wochen so sehr in Ihrer neuen Rolle als Mutter angekommen, dass sie sich wieder aktiv am Alltag beteiligen.

Eltern werden Paar bleiben

Die Geburt des eigenen Kindes ist für viele Paare ein neuer Meilenstein in ihrem gemeinsamen Leben. Der Alltag verändert sich, neue Herausforderungen tauchen auf, und Vater und Mutter müssen sich in ihren neuen Rollen zurechtfinden. Kaum haben sie die Erlebnisse der Geburt verdaut und sich an ihr neues Leben als Eltern gewöhnt, kehrt der Alltag zurück. In unserer Gesellschaft sind es meistens die jungen Väter, die nach einigen Tagen zum Arbeitsplatz zurückkehren müssen, und die junge Mutter bleibt mit dem Neugeborenen allein zuhause. Besonders in der ersten Zeit, wenn das Kind noch sehr die Nähe seiner Bezugspersonen braucht, bleibt wenig Platz für romantische Abende oder gemeinsame Stunden zu zweit.

Kaum haben Sie sich versehen, stecken Sie in einem Streitgespräch, in dem Sie sich gegenseitig vorwerfen, wer den leichteren Alltag hat. Frauen fühlen sich vielleicht sozial isoliert und sehnen sich nach Kontakten und erwachsenen Gesprächspartnern, bei denen es nicht nur um das Thema Kind geht. Sie beneiden ihren Partner, der zur Arbeit geht und seine Kollegen trifft, sich mit ihnen austauscht und eine feste Mittagspause hat. Der Mann hingegen fühlt sich manchmal nur noch als Ernährer, ist abends geschafft und kann nicht so viel Zeit mit seiner kleinen Familie verbringen, wie er gerne möchte.

Das Resultat: Die Fetzen fliegen und der Haussegen hängt schief. Das ist nicht nur frustrierend für die jungen Eltern, auch das Neugeborene spürt die Spannungen und weint vermehrt. Studien haben ergeben, dass Kinder, die oft Streit zwischen den Eltern erleben, weniger Selbstvertrauen haben. Sie leiden vermehrt unter Anpassungsschwierigkeiten und geben sich nicht selten die Schuld für den elterlichen Streit.

Doch eine Familie, die komplett ohne Meinungsverschiedenheiten und Auseinandersetzungen lebt, ist schwer zu finden. Immer dort, wo mehrere Bedürfnisse aufeinanderprallen, gibt es unterschiedliche Ansichten und Meinungen. Sie können aktiv an Ihrer Streitkultur arbeiten und Ihrem Kind somit ein Vorbild sein. Sprechen Sie Konflikte frühzeitig an und kommunizieren Sie klar, was Sie sich wünschen. Versuchen Sie dabei, immer aus der Ich-Perspektive zu argumentieren, und verkneifen Sie sich anschuldigende Worte. Zeigen Sie, dass ein Streit ohne Schreien gelegt werden kann und trotzdem störende Punkte angesprochen werden. So lernt Ihr Kind, mit seinen negativen Gefühlen umzugehen.

Damit es für Sie als junge Eltern gut klappt, eine positive Streitkultur zu entwickeln, hier einige Tipps:

- Machen Sie sich immer wieder bewusst, was Sie an Ihrem Gegenüber schätzen, und kommunizieren Sie dies.
- Vergleichen Sie sich nicht miteinander! Es ist kein Wettkampf darüber, wer es leichter hat. Sehen Sie sich als Team, in dem jeder seinen Teil zum Erfolg beiträgt.
- Erzählen Sie Ihrem Partner von Ihrem Alltag, ohne ihn zu bewerten, und lassen Sie Ihr Gegenüber so an Ihrem Tag teilnehmen.

- Schreiben Sie auf, was Sie sich wünschen, und sprechen Sie in einer ruhigen Minute darüber.
- Nehmen Sie sich aktiv Zeit füreinander und lassen Sie sich dabei nicht von Handy, Fernseher und Co ablenken.
- Teilen Sie den Haushalt untereinander auf, und haben Sie nicht so hohe Ansprüche in der ersten Zeit mit Baby: Die Küche muss nicht immer blitzblank sein, und die Bügelwäsche kann warten.
- Ein offenes Gespräch mit befreundeten Eltern kann helfen und Ihnen zeigen, dass nicht nur Sie stürmische Zeiten durchleben.
- Schützen Sie sich vor Überlastung und nehmen Sie Hilfen von Freunden und Verwandten an. Auch eine Haushaltshilfe kann in den ersten Wochen hilfreich sein.
- Wenn gar nichts hilft, ziehen Sie eine Paartherapie in Erwägung. Das ist nichts Negatives, sondern durchaus positiv, wenn Sie an Ihrer Beziehung arbeiten.

Kapitel 15 – Gesundheitsvorsorge für das Neugeborene

Suchen Sie sich schon vor der Geburt einen guten Kinderarzt in der Nähe aus, der Ihr Kind im Falle einer Krankheit und bei den Vorsorgeuntersuchungen begleiten soll. Fragen Sie in Ihrem Bekanntenkreis nach, und wechseln Sie den Arzt, wenn Sie oder Ihr Kind sich merklich unwohl fühlen. Ein guter Kinderarzt erklärt Ihnen, was er bei der Untersuchung gerade tut, und bietet individuelle Lösungen an, die zu Ihrer Lebenseinstellung passen.

Haben Sie Ihr Kind zuhause oder im Geburtshaus entbunden, bitten Sie den Kinderarzt, für die Vorsorgeuntersuchung U2 zu Ihnen nach Hause zu kommen. Diese sollte zwischen dem dritten und zehnten Tag nach der Geburt stattfinden. Die Vorsorgeuntersuchungen helfen, Krankheiten und Fehlentwicklungen möglichst früh zu erkennen und entsprechend zu behandeln. Der Kinderarzt untersucht neben dem Entwicklungsstand die Größe und das Gewicht Ihres Säuglings und hält die Ergebnisse in dem gelben Untersuchungsheft fest.

Die U3 steht zwischen der vierten bis fünften Lebenswoche an. Auch hier wird Ihr Baby auf mögliche Fehlentwicklungen untersucht und erneut seine Größe und sein Gewicht kontrolliert und festgehalten. Für die dritte Vorsorgeuntersuchung müssen Sie in der Regel in einer Kinderarztpraxis vorstellig werden. Probieren Sie, den Termin so zu legen, dass er zu dem Wach-Schlaf-Rhythmus Ihres Kindes passt.

Es besteht keine gesetzliche Pflicht, die Vorsorgeuntersuchungen wahrzunehmen.

Vitamin D für Neugeborene

Ein Vitamin-D-Mangel kann bei Babys zu Rachitis führen. Das ist eine Erkrankung, die dazu führt, dass die Knochen weich werden und sich verbiegen. Um dies zu verhindern, wird von Medizinern empfohlen einem Neugeborenen täglich Vitamin D zu geben.

Vitamin D wird aber auch vom kindlichen Körper selbst gebildet, wenn das Baby regelmäßig mit Tageslicht in Berührung kommt. Daher ist eine zusätzliche Vitamingabe vor allem für Winterbabys interessant, denn sie kommen im Vergleich zu Sommerkindern seltener an die Sonne.

Möchten Sie auf die Gabe von Tabletten verzichten, ist es ratsam, Ihr Kind vom Kinderarzt auf eine beginnende Rachitis untersuchen zu lassen. Wenn Sie sich für das Stillen entscheiden, bekommt Ihr Baby das Vitamin D über die Muttermilch. Achten Sie darauf, dass Sie selbst so oft wie möglich einen Spaziergang in der Sonne machen, und essen Sie einmal in der Woche Fisch und Milchprodukte sowie Eier.

Vitamin K für Neugeborene

Das Vitamin K ist für die Blutgerinnung von entscheidender Bedeutung und wird während der Schwangerschaft nur in geringen Mengen von der Mutter auf das Kind übertragen. Trotzdem verfügen fast alle Neugeborenen über einen gut gefülltes Vitamin-K-Depot. Bei einem Mangel kann es verstärkt zu Blutungen kommen, zum Beispiel an der Einstichstelle nach Blutentnahmen. Auch beim Stuhlgang kann es bei einem vorliegenden Vitamin-K-Mangel zu blutigen Ausscheidungen kommen. Das betrifft ungefähr einen von 100.000 Neugeborenen.

In den meisten Krankenhäusern wird neugeborenen Kindern Vitamin K prophylaktisch nach der Geburt verabreicht. Kritiker sagen, dass das gegebene Mittel in Verdacht steht, Allergien zu begünstigen, und raten daher von einer routinemäßigen Gabe ab. Bei Frühchen oder einer für das Kind sehr herausfordernden Geburt, bei der beispielsweise eine Saugglocke verwendet wurde, ist die Gabe von Vitamin K empfehlenswert. Eine Vitamin-K-Gabe erfolgt nur nach der freiwilligen Zustimmung der Eltern, die vorher ausreichend aufgeklärt werden müssen.

Fluorid für Neugeborene

Kaum ein Thema wird unter Fachleuten so heiß diskutiert wie die Gabe von Fluoridtabletten an Neugeborene. Einig sind sich die Experten darüber, dass Fluorid hilft, Karies vorzubeugen, doch in welcher Form er dem kindlichen Körper zugeführt werden sollte, ist umstritten. Kinderärzte und Zahnmediziner empfehlen einen unterschiedlichen Zeitpunkt dafür, wann eine Gabe von Fluorid sinnvoll ist, und in welcher Form – Tabletten oder mit der Zahnpasta und über die Nahrung – es in den kindlichen Körper gegeben werden sollte. Hebammen wissen, dass eine Gabe und die Menge von zusätzlichem Fluorid unter Berücksichtigung von anderen Faktoren, zum Beispiel der Menge an fluoridhaltigen Lebensmitteln wie Mineralwasser oder Salz, die in der jeweiligen Familie verwendet werden, und der Menge an Fluorid, die im Trinkwasser enthalten ist, bemessen werden sollte. Wieviel Fluorid das Leitungswasser enthält, schwankt von Region zu Region. Sie können bei Ihrem örtlichen Wasserversorger erfragen, wie es in Ihrer Region aussieht. Damit Sie selbst entscheiden können, werden beide Empfehlungen nachfolgend aufgeführt:

Empfehlungen der Fachgesellschaften für Kinder- und Jugendmedizin zu Fluorid

Ab dem ersten Lebensmonat sollten Babys lange vor dem Durchbruch des ersten Milchzahns Fluorid in Form von Tabletten verabreicht bekommen. Diese Gabe sollte fortgeführt werden, bis sie mit fluoridhaltiger Zahnpasta die Zähne geputzt bekommen oder fluoridangereichertes Salz in der Nahrung aufnehmen. Dabei ist allerdings zu beachten, dass zusätzliches Speisesalz in der Nahrung für Kinder bis zum zweiten Lebensjahr nicht empfehlenswert ist. In den ersten vier Lebensjahren sollte laut Experten der Kinder- und Jugendmedizin überhaupt keine fluoridhaltige Zahnpasta verwenden, sondern bis zu diesem Alter Fluorid in Form von Tabletten gegeben werden. Oder, besser gesagt, bis zu dem Zeitpunkt, an dem das Kind selbstständig beim Zähneputzen ausspucken kann. Das soll das Verschlucken einer zu großen Menge Fluorid verhindern.

Empfehlungen der Fachgesellschaften für Zahnheilkunde zu Fluorid

In den ersten sechs Monaten nach der Geburt sollten Babys gar kein Fluorid bekommen. Nachdem der erste Milchzahn durchgebrochen ist, sollte eine fluoridhaltige Zahnpasta verwendet werden. Wichtig ist, dass Eltern auf eine Kinderzahnpasta zurückgreifen, die nicht mehr als 500 ppm Fluorid enthält. Bis zum zweiten Geburtstag ist nur ein hauchdünner Film Zahnpasta auf der Zahnbürste empfohlen, danach nur eine etwa erbsengroße Menge. Sobald die bleibenden Zähne durchbrechen, kann auf eine Zahnpasta mit höherem Fluoridgehalt zurückgegriffen werden. Ergänzend sollen Speisen mit fluoridangereichertem Speisesalz gewürzt werden. Eine zusätzliche Gabe von Fluoridtabletten ist laut den

Experten für Zahnheilkunde nur erforderlich, falls keine fluoridhaltige Zahnpasta verwendet wird.

Das Bundesinstitut für Risikobewertung meint, es sei wichtig, dass sich Eltern für eine der beiden Empfehlung entscheiden. Werden Fluoridtabletten gegeben, sollte auf fluoridhaltige Zahnpasta verzichtet werden und umgekehrt.

Hüftproblemen vorbeugen

Einige wenige Babys kommen mit Entwicklungsstörungen an der Hüftpfanne zur Welt. Das betrifft nur etwa zwei bis vier Prozent aller Neugeborenen, wobei Mädchen stärker betroffen sind als Jungen. Unterstützen Sie die gesunde Entwicklung der Hüfte und legen Sie Ihr Baby häufig auf den Rücken, damit es frei strampeln kann. Das Tragen in einem Tragetuch wirkt zusätzlich vorbeugend. Lassen Sie sich von Ihrer Hebamme oder einer Trageberaterin zeigen, wie Sie Ihr Kind richtig tragen, damit die Wirbelsäule optimal gestützt ist.

Besuch beim Osteopath

Während der Geburtsarbeit können beim Baby unangenehme Blockaden entstehen. Meistens machen diese sich durch Schlafstörungen, Verdauungsprobleme, Still- und Trinkschwierigkeiten oder auch Unwohlsein mit Schreien und körperlicher Unruhe beim Neugeborenen bemerkbar. Besuchen Sie mit Ihrem Baby einen Osteopath, damit er feststellen kann ob eventuelle Blockaden vorliegen. Er wird Ihr Baby sanft untersuchen und diese durch bestimmte schmerzfreie Techniken lösen.

Impfungen im ersten Lebensjahr

Am Thema Impfungen scheiden sich, wie bei der Gabe von Fluorid, die Meinungen der Fachleute. Auf der einen Seite stehen jene, die Impfungen so früh wie möglich als wichtig erachten, damit ein Kind von Anfang an optimal gegen Krankheiten geschützt ist. Auf der anderen Seite stehen jene, die sagen, dass viele Impfungen – oder besser gesagt die beigemischten Stoffe – dem Kind mehr schaden als nutzen und nicht jede Impfung in so jungen Jahren sinnvoll ist.

Damit Sie als Eltern frei entscheiden können, werden im Folgenden kurz beide Seiten vorgestellt.

Impfbefürworter sagen, dass Säuglinge und Kinder mit einem geschwächten Immunsystem bei einer Ansteckung mit typischen Kinderkrankheiten wie Masern, Windpocken oder Röteln einen schweren bis sogar tödlichen Verlauf erleben können. Auch viele Kinderärzte und die Ständige Impfkommission (STIKO) des Robert-Koch-Instituts empfehlen daher einen umfassenden Impfschutz. Sie empfehlen, Ihren Säugling mit einer Sechsfach-Impfung gegen Kinderlähmung, Keuchhusten, Diphtherie, Tetanus, Haemophilus Influenza Typ b (Hib) und Hepatitis B zu impfen. Im zweiten Monat sollte eine Impfung gegen Pneumokokken erfolgen. Im elften Lebensmonat sollte Ihr Kind eine Grundimmunisierung gegen Masern, Mumps, Röteln und gegebenenfalls Windpocken erhalten. Nach dem ersten Geburtstag sollte eine Impfung gegen Pneumokokken durchgeführt werden. Zusätzlich können Sie Ihr Kind auf Wunsch gegen Rota-Viren, FSME und die Grippe impfen lassen.

Impfgegner sagen, dass es bei Impfungen zu mäßigen oder starken Komplikationen kommen kann. Eine leichte Reaktion auf die Impfung kann sich durch Rötungen und Schwellungen im Bereich der Einstichstelle oder durch Fieber äußern. Säuglinge und Kinder können aber auch mit Abszessen, Krampfanfällen, allergischen Schocks oder Atemstillstand auf die Impfung reagieren. Sie geben zu bedenken, dass Impfschäden oft erst Jahre nach der Impfung auftreten und chronische Krankheiten oder bleibende Schäden hinterlassen können. Das können Nervenentzündungen, Hirnhautentzündungen, rheumatische Arthritis oder Multiple Sklerose sein. Außerdem stehen einige Impfungen im Verdacht, Allergien zu begünstigen und das Immunsystem zu schwächen.

Einige Impfungen können später erfolgen als von der STIKO empfohlen, auch befürworten einige Eltern, die Impfstoffe einzeln zu verabreichen, als eine Impfdosis mit mehreren Wirkstoffen zu verwenden. In einigen Bundesländern ist eine Masernimpfung Pflicht, damit Ihr Kind in eine Fremdbetreuung aufgenommen werden kann.

Wägen Sie Ihre Entscheidung gut ab, und lassen Sie sich umfassend beraten, bevor Sie einen endgültigen Entschluss fällen. So können Sie die beste Entscheidung für Ihr Kind und Ihre Familie treffen.

Pflegemittel für das Neugeborene

Bei einem Neugeborenen gilt: Weniger ist mehr! Schlendern Sie durch die Regale der Drogerien, wird Ihnen schnell ein anderes Bild vermittelt. Es gibt allerlei Pflegemittel, die Sie scheinbar alle für die Babypflege benötigen. Lassen Sie sich nicht hinters Licht führen! Für Ihr Baby brauchen Sie ein hochwertiges Pflanzenöl, eine gute Wundschutzcreme mit Panthenol, Wasser und einen Waschlappen – mehr nicht. Greifen Sie je nach Belieben auf Mandel-, Oliven-, Sesam- oder Sonnenblumenöl zurück, das aus kontrolliert biologischem Anbau stammt.

Machen Sie es sich einfach: Stellen Sie eine Schüssel mit lauwarmem Wasser neben den Wickeltisch und reiben Sie Ihr Baby sanft mit einem Waschlappen ab. Bei hartnäckigen Verschmutzungen im Windelbereich können Sie zusätzlich ein paar Tropfen Ihres gewählten Pflanzenöls verwenden. Feuchttücher reizen die Haut zusätzlich, und für unterwegs sollten Sie ausschließlich parfümfreie Produkte verwenden. Sie können aber auch ein Schraubglas mit warmem Wasser füllen und gemeinsam mit einem Waschlappen mitnehmen. In der Regel gibt es dort, wo Sie Ihr Baby wickeln können, ein Waschbecken, an dem Sie den Waschlappen nach der Verwendung auswaschen und auch das Wasser auswechseln können. So sind Sie selbst bei einem Wickeln außerhalb eines Sanitärraumes bestens aufgestellt.

Das erste Mal in die Badewanne

Bevor der Nabel Ihres Kindes abgefallen ist, sollten Sie Ihr Kind gar nicht baden. Danach gilt auch hier: weniger ist mehr. Baden Sie Ihr Kind höchstens zweimal pro Woche, da häufiges Baden den noch unreifen Säureschutzmantel seiner empfindlichen Haut belastet. Einen Badezusatz brauchen Sie nicht. Sie können einen Spitzer Pflanzenöl oder etwas Muttermilch in das Badewasser geben, wenn Sie möchten – unbedingt notwendig ist das aber nicht.

Kapitel 16 – Abschließende Tipps & Worte

Fragen Sie nach Hilfe!

Wann immer Sie Hilfe benötigen oder in einer Situation, sei es gedanklich oder körperlich, nicht weiterkommen: Fragen Sie nach Hilfe! Es ist nicht schlimm und zeugt auch nicht von Ihrer Unfähigkeit, Dinge allein zu bewältigen. Vielmehr zeigt es, dass Sie Verantwortung übernehmen und Situationen sehr gut einschätzen können. Dazu gehört halt auch, zu wissen, wann Sie etwas nicht allein schaffen.

Kümmern Sie sich gern schon vor der Geburt um mögliche Helfer, die für Sie einkaufen, Ihnen im Haushalt helfen und für Ihnen einen kurzen Moment Ihr Baby abnehmen können, damit Sie in Ruhe duschen können. Es heißt so oft: „Es braucht ein Dorf, um ein Kind großzuziehen", und in diesem Spruch ist tatsächlich viel Wahrheit enthalten. In unserer heutigen Gesellschaft geht es immer leistungsorientierter zu, und die sozialen und emotionalen Bedürfnisse bleiben oft auf der Strecke. Das muss nicht so sein! Sie haben es in der Hand und können sich Hilfe für alles holen, für das Sie eben Hilfe brauchen. Wer das nicht versteht, sollte aus Ihrem engsten Kreis aussortiert werden. Ihre Freunde, Ihr Partner und Ihre Familie sollten Ihnen beistehen und Sie nicht verunsichern. Lassen Sie sich auch nicht unter Druck setzen mit Sätzen, die Ihre Leistungsfähigkeit in Frage stellen oder Sie zurück in die Arbeitswelt drängen wollen. Genießen Sie die ersten Wochen und Monate mit Ihrem Kind so ausgiebig Sie möchten, und lassen Sie sich von niemandem vorschreiben, wie Ihr Haushalt auszusehen hat oder wann Sie wieder in den Beruf zurückkehren sollten.

Sprechen Sie über Ihre Erfahrungen!

Ganz egal, ob es positive oder negative Erfahrungen sind, die Sie während Ihrer Schwangerschaft und bei der Geburt gesammelt haben: Gehen Sie ins Gespräch mit anderen Frauen, Müttern und auch Männern. Es ist so wichtig, dass Frauen sich gegenseitig helfen, durch die herausfordernde Zeit zu kommen, und da hilft ein ehrliches Gespräch oft ungemein. Es bringt niemandem etwas, nur die schönen Seiten im Leben zu beleuchten – auch die Schattenseiten gehören zum Leben dazu.

Versuchen Sie nicht, zu vergleichen, sondern berichten Sie einfach von Ihrer Sicht der Dinge. Jede Frau erlebt die aufregenden Schwangerschaftsmonate und die Geburtsarbeit anders. Um negative Gefühle zu verarbeiten und positive zu festigen, ist es wichtig, dass Sie diese nicht mit sich allein ausmachen. Zudem werden andere Frauen, die noch am Beginn der wunderbaren Reise zum Mutterwerden stehen, Ihnen dankbar sein, wenn Sie offen und ehrlich mit Ihnen sprechen. Es ist an der Zeit, dass Frauen sich ihrer Verantwortung bewusst werden, die dringend notwendige Aufklärungsarbeit zu leisten, besonders in einer Gesellschaft, in der die Familien immer kleiner werden und der gemeinschaftliche Zusammenhalt immer weiter schrumpft.

Der weibliche Körper nach der Geburt

Lassen Sie uns nochmal gedanklich nach Hollywood reisen. Vielleicht haben Sie Bilder von frischgebackenen Müttern im Kopf, die sich frisch herausgeputzt haben und sich schlank mit ihrem Neugeborenem der Familie präsentieren. Vergessen Sie diese Vorstellung, denn sie ist nicht realitätsgetreu. Die Wahrheit ist, dass Ihr Körper direkt nach der Geburt aussieht, als seien Sie noch schwanger. Zwar nicht so kugelrund wie zum Ende der Schwangerschaft, aber eine deutliche Rundung ist noch Monate nach der Geburt völlig normal. Auch Ihr Intimbereich kann geschwollen oder durch Geburtsverletzungen verändert aussehen. Sorgen Sie sich nicht, in einigen Tagen oder Wochen sieht es in Ihrem Intimbereich wieder aus wie vor der Geburt.

Lernen Sie Ihren Körper lieben, sehen Sie jede Wölbung und jeden Dehnungssteifen als Auszeichnung für das, was Sie geleistet haben: Sie haben Ihrem Kind das Leben geschenkt!

Wenn Sie nach Bedarf stillen und sich ausgewogen und gesund ernähren, wird Ihr Körper allmählich die zusätzlichen Schwangerschaftspfunde verlieren. Bis es soweit ist, sehen Sie Ihren Körper als „Buddy" und nicht nur als „Body". Stellen Sie sich vor den Spiegel und bestaunen Sie, welche Veränderungen er auf sich genommen hat, um Ihr Baby zehn Monate zu nähren und es zu gebären. Genießen und zelebrieren Sie Ihren weiblichen Körper, durch den Sie zur Mutter geworden sind und Ihren Partner zum Vater gemacht haben.

Lassen Sie sich von niemandem reinreden!

Jede Frau hat das Recht auf eine positive, selbstbestimmte Geburtserfahrung, die eine ebenso selbstbestimmte Schwangerschaft krönt. Sie allein wissen, was Ihnen guttut und wobei Sie sich nicht wohl fühlen. Informieren Sie sich ausgiebig über alle Angebote, die Sie in der Schwangerschaft und für die Geburt nutzen können, auch wenn Sie diese vorher nicht in Betracht gezogen haben. Vielleicht stolpern Sie durch Zufall über Praktiken, die Ihnen helfen können, oder erwägen mit wachsendem Wissen über Schwangerschaft, Geburtsarbeit und die Kraft des weiblichen Körpers, einen anderen Weg einzuschlagen.

Scheuen Sie sich nicht mit alten Traditionen zu brechen, und hinterfragen Sie althergebrachte Routinen. Nur wenn Sie gut informiert sind, können Sie für sich die Entscheidung treffen, die am besten zu Ihnen passen. Jahrelang haben sich Frauen in Situationen begeben, wie auf dem Rücken liegend zu gebären, obwohl sich ihr Innerstes dagegen gesträubt hat. Lassen Sie sich nicht Ihrer Kraft berauben und lassen Sie nur Dinge zu, bei denen Sie sich wohlfühlen. Es ist Ihr Körper und es ist Ihre Geburt, bei der nur Sie bestimmen, was angebracht ist und wer dabei sein darf, um Sie zu unterstützen!

Hinweis für die Leser*innen:

Die Informationen und Ratschläge in diesem Buch wurden von der Autorin mit größter Sorgfalt recherchiert und zusammengetragen. Dennoch erfolgen alle Angaben ohne Gewähr. Weder Verlag noch Autorin können Haftung für etwaige Schäden oder Nachteile übernehmen, die sich ergeben, weil Sie die Tipps und Anregungen aus diesem Buch übernommen haben. Wenden Sie sich bei Komplikationen oder Erkrankungen an eine niedergelassene Gynäkologin oder Ihre behandelnde Hebamme.

Verwendete Quellen und Literatur:

- Dagmar von Cramm (2011). Richtig essen in Schwangerschaft und Stillzeit (10.Auflage 2019). München, Deutschland: Gräfe und Unzer
- Kristina Marita Rumpel (04/ 2015). Flow Birthing - Geboren aus einer Welle der Freude (1. Auflage). Murnau am Staffelsee, Deutschland: Mankau
- Unbekannt (2017) From Bump to Baby (2. Auflage 2019). London, Vereinigtes Königreich: Little Tiger Press
- Fréderick Leboyer (2006). Atmen, singen, gebären (1. Auflage). Düsseldorf, Deutschland: Patmos
- Diane Wiessinger, Diana West, Teresa Pitman (2010). Das Handbuch für die stillende Mutter (1. Auflage 2016). Zürich, Schweiz: La Leche League Schweiz
- Birgit Laue (2012). Das Baby 1 x 1 – Die wichtigsten Hebammentipps fürs erste Jahr (7. Auflage 2019). Münschen, Deutschland: Gräfe und Unzer
- Julia Dibbern (2010). Geborgene Babys (4. Auflage 2013). Leipzig, Deutschland: tologo
- Rose Volz-Schmidt, Gesa Bahr, Regine Wagenblast, Volker Höinghaus (2013). Das wellcome Elternbuch (1. Auflage). München, Deutschland: Kösel
- Herbert Renz-Polster (2009). Kinder verstehen – Born to be wild: Wie die Evolution unsere Kinder prägt (1. Auflage). München, Deutschland: Kösel
- Hans-Jürgen Gaugl (2016). Wenn Eltern sich streiten (1. Auflage). Heidelberg, Deutschland: Springer
- Internetseiten:

- https://www.bmfsfj.de/bmfsfj/service/gesetze/gesetz-zur-neuregelung-des-mutterschutzrechts/73762#:~:text=%2003.01.2018%20 Gesetz%20Gesetz%20Gesetz%20zur%20Neuregelung%20 des,Urlaubsanspruch.%20Auch%20w%C3%A4hrend%20der%20 Ausfallzeiten%20wegen...%20More%20
- https://www.berliner-zeitung.de/gesundheit-oekologie/alice-ahlers-interview-ueber-stress-in-der-schwangerschaft-li.113393
- https://www.rki.de/SharedDocs/FAQ/Impfen/AllgFr_AllgemeineFragen/FAQ-Liste_AllgFr_Impfen.html#FAQId2407242
- https://service.bzga.de/pdf.php?id=61523305da607f1a4ff-10064f7784e9c
- https://service.bzga.de/pdf.php?id=35e69147a2f-5be831904d112686b8909
- https://www.hebammenverband.de/beruf-hebamme/was-machen-hebammen/
- https://www.dhz-online.de/no_cache/archiv/archiv-inhalt-heft/archiv-detail-leseprobe/artikel/eine-frage-des-niveaus/
- https://www.hebammenblog.de/geburtspositionen/
- https://lotusgeburt.com/info/
- https://hypnobirthing.de/
- (zuletzt aufgerufen am 8.11.2020)

Außerdem:

Zahlreiche Gespräche mit werdenden Müttern, Hebammen und Frauen die eine Geburt erlebt haben

Printed in Poland
by Amazon Fulfillment
Poland Sp. z o.o., Wrocław

70189390R00094